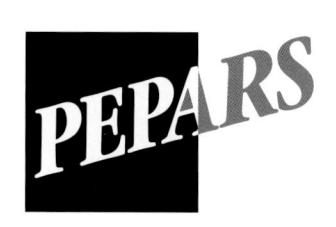

PEPARS 【ペパーズ】
編集企画にあたって…

　「下眼瞼の美容外科」の企画編集を担当させていただき，このたび無事に完成に至りましたことをご報告申し上げます．多くの方々のご協力のおかげで，素晴らしい 1 冊に仕上げることができました．

　1 年ほど前に全日本病院出版会 編集部の鈴木由子さんに日本美容外科学会の会場でお声かけいただきました．
　「野本先生，下眼瞼特集やりません？ 10 個集まるなら企画会議に出してみるんですけど」
　「ムリムリ，下眼瞼で 10 個もネタないでしょ．いや・・（指折り）いけるかなぁ？いやこれ，面白いかもよ」
　本書の構成と最高のメンバーは，すでにこの時に私の頭の中で一瞬で決まっていました．
　そして自分以外の 9 人が欠けることなくご執筆を快諾してくださいました．
　編集作業は非常に刺激的で充実した時間を過ごすことができました．私が日頃から尊敬してやまない 9 人の達人です．編集長特権（？）で，ご原稿を最初に読ませていただいては感銘を受け，私自身も知らなかった多くの貴重な知見と出会うことができました．"これはすごい特集になる"と，ワクワクが止まりませんでした．

　下眼瞼の美容外科は，美容医療の中でも特に繊細で難易度の高い分野だと思います．私自身も専門として臨床を行っておりますが，未だに難しく道を極めるには遠いと日々実感しております．本誌では下眼瞼に関する実践的な手術法の解説から，最新のエビデンスに基づく解剖理論まで，幅広い内容を網羅しています．さらに，具体的な症例報告や治療の結果についても詳しく紹介しており，著者のご厚意で実践に役立つエッセンスを惜しみなく公開していただきました．読者の皆様が日々の診療に役立てていただける内容となっています．どうか常にそばに置いて，何度もすり切れるまで読み込んでください．積極的に追試して，更に素晴らしい術式の改良につなげていただきたいです．

　最後に，この素晴らしい機会を与えてくださった編集主幹の先生方，全日本病院出版会の鈴木由子さん他関係者の皆様，そして多大なご協力をいただいた著者の皆様に深く感謝申し上げます．本誌が，美容外科に携わる全ての方々の一助となることを心より願っております．

（参考までに，私，野本のハムラ法に関する論文「表ハムラ法による下眼瞼形成術」が，PEPARS No. 195（2023 年 3 月増大号）『顔面の美容外科 Basic & Advance』に掲載されておりますので，こちらも併せてご覧いただけますと幸いです）

2024 年 8 月

野本俊一

KEY WORDS INDEX

WRITERS FILE

ライターズファイル（五十音順）

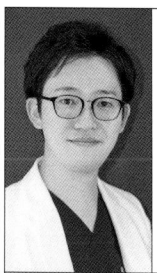

赤嶺　周亮
（あかみね　しゅうりょう）

2014年	昭和大学卒業 湘南鎌倉総合病院，初期臨床研修医
2016年	昭和大学形成外科入局 山梨県立中央病院形成外科
2017年	昭和大学病院形成外科
2018年	太田西ノ内病院形成・美容外科
2019年	昭和大学横浜市北部病院形成外科
2020年	秋田赤十字病院形成外科
2021年	昭和大学江東豊洲病院形成外科，助教 アマソラクリニック

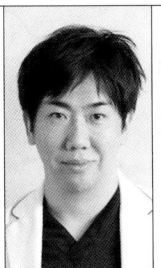

野本　俊一
（のもと　しゅんいち）

2000年	杏林大学卒業 日本医科大学第一外科入局
2003年	同大学形成外科入局
2007年	北村山公立病院形成外科，医長
2008年	博慈会記念総合病院形成外科，医長
2009年	日本医科大学形成外科，助教
2021年	同，講師 BR CLINIC GINZA，院長

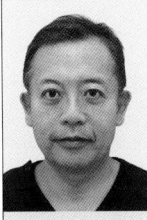

水谷　和則
（みずたに　かずのり）

1991年	福島県立医科大学卒業 東北大学整形外科入局
1993年	福島県立医科大学産婦人科入局
1996年〜2006年	中央クリニック勤務
2002年	日本医科大学老人病研究所分子生物学入局
2006年	銀座みゆき通り美容外科，院長
2009年	医療法人社団美幸会銀座みゆき通り美容外科，理事長

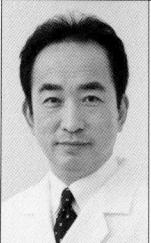

石原　信浩
（いしはら　のぶひろ）

1989年	順天堂大学卒業 同大学附属浦安病院研修
1991年	同大学小児外科入局 公立葛南病院外科・小児外科・形成外科勤務
1993年	順天堂大学小児外科，助手
2000年	郡山形成外科クリニック（後に郡山タウン形成外科クリニックに名称変更）開業，現在に至る
2011年	順天堂大学医学部大学院修了

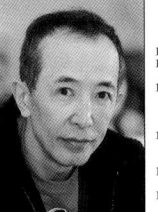

福田　慶三
（ふくた　けいぞう）

1985年	名古屋大学卒業
1987年	Mayo Clinic 形成外科，research fellow
1989年	Institute for Craniofacial and Reconstructive Surgery, Southfield, Michigan, USA, research fellow
1991年	Providence Hospital, Southfield Michigan USA, surgical resident
1993年	名古屋大学形成外科，非常勤医員
1995年	小牧市民病院形成外科，部長
2002年	愛知医科大学病院形成外科，講師
2004年	ヴェリテクリニック開院

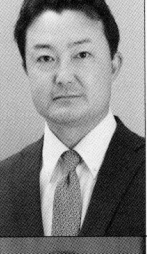

百澤　明
（ももさわ　あきら）

1995年	山梨医科大学医学部卒
1997年	東京大学形成外科学教室入局
2001年	同，助手
2003年	杏林大学医学部形成外科，助教
2004年	同，講師
2007年	埼玉医科大学総合医療センター形成外科・美容外科，講師
2011年	同，准教授
2012年	山梨大学医学部附属病院形成外科，准教授
2019年	同，教授

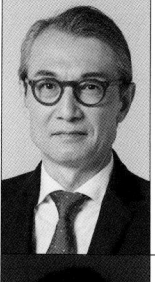

小室　裕造
（こむろ　ゆうぞう）

1986年	千葉大学卒業 東京大学形成外科入局
1988年	東京都立駒込病院形成外科
1991年	東京大学形成外科
1995年	東京警察病院形成外科
1998年	順天堂大学形成外科，講師
1999年	米国エール大学留学
2001年	順天堂大学形成外科，准教授
2010年	順天堂大学浦安病院形成外科・美容外科，教授
2015年	帝京大学医学部形成・口腔顎顔面外科，教授

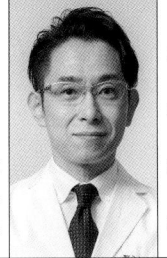

前多　一彦
（まえだ　かずひこ）

1992年	旭川医科大学卒業 北海道大学形成外科入局
1999年	亀田メディカルセンター形成・美容外科，部長
2005年	北海道大学大学院修了 神奈川クリニック札幌院，院長
2008年	聖心美容クリニック札幌院，院長

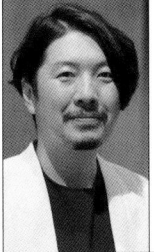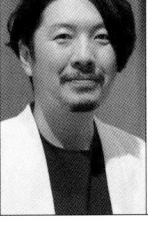

山脇　孝徳
（やまわき　たかのり）

2007年	九州大学卒業
2007年	福岡赤十字病院，初期臨床研修医
2009年	昭和大学形成外科
2010年	聖路加国際病院形成外科
2014年	東京大学大学院口腔顎顔面外科
2014年	加藤クリニック麻布
2018年	学位取得（東京大学，医学博士）
2020年	加藤クリニック麻布 ANNEX，院長
2023年	YOUR FACE CLINIC，開業・院長

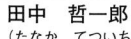

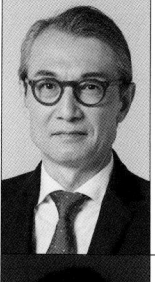

田中　哲一郎
（たなか　てついちろう）

1998年	福岡大学卒業 同大学麻酔科・札幌手稲渓仁会病院救急部
2002年	神奈川県立こども医療センター形成外科
2005年	日本形成外科学会専門医 福岡大学形成外科，職員
2013年	城本クリニック，院長
2021年	日本美容外科学会専門医（JSAPS）
2022年	TETSU 形成・美容クリニック開院

CONTENTS 下眼瞼の美容外科

編集／BR CLINIC GINZA 院長　野本俊一

◆編集顧問／栗原邦弘　百束比古　光嶋　勲
◆編集主幹／上田晃一　大慈弥裕之　小川　令

【ペパーズ】
PEPARS No.213/2024.9◆目次

「PEPARS®」とは Perspective Essential Plastic
Aesthetic Reconstructive Surgery の頭文字よ
り構成される造語．

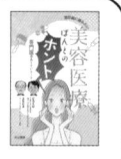
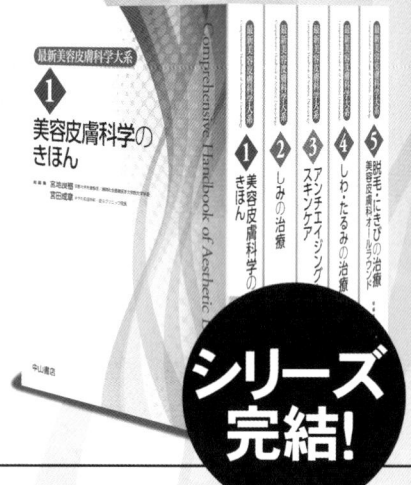

PEPARS No.213：1-9, 2024

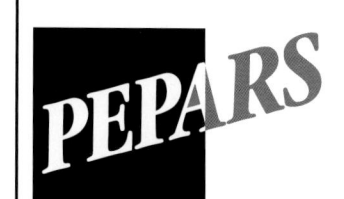

◆特集／下眼瞼の美容外科

膜とスペースで理解する
下眼瞼の臨床解剖

山脇　孝徳*

Key Words：preseptal space, premaxillary space, prezygomatic space, tear trough ligament, orbital retaining ligament, zygomatic cutaneous ligament

Abstract　　下眼瞼の手術手技には，皮膚，筋肉，リガメント，脂肪，神経など，すべてのものが関与するため，それぞれの解剖を理解することは手術手技に直結する．本稿では，下眼瞼の手術に必要な臨床解剖について論じる．概念的な解剖だけではなく，それぞれの術野からどのように見えるかにも焦点を当てて解説する．最終的には，体表から解剖が透けて見えるようになることが目標で，手術計画にも役に立つと考えられる．
　　また，リガメントの構造的な理解，眼輪筋の神経支配については手術に直接的に関与するため論文的な考察を含めて詳述する．

膜とスペースに着目した，
手術のための臨床解剖

　下眼瞼の解剖は，これまで多くの報告がある[1]~[4]．手術を前提に考えれば，膜(隔壁)の存在と膜に囲まれるスペースの存在を意識することが重要である．

　「膜」を突破する時には切る，剝がす，外す，などの外科的な行為が必要であることに対し，「スペース」は，特にそれらの操作をしなくてもするすると外れることが特徴である．スペースとスペースの間には膜が存在するため，膜を破壊したら次のスペースに移行する感覚を持つとよい．

　最初に，膜について説明する．下眼瞼手術に関与する膜は，眼窩隔膜と各種リガメントのことを指す．リガメントの構造を図1，2に示す[1]~[3]．

　次にスペースについて説明する．下眼瞼の手術で理解すべきスペースは preseptal space, premaxillary space, prezygomatic space の3つである(図3)[1]．これらをもとに，手術の時に実際に見える解剖について詳述する．

手術の時にはこう見える，
手順に即した臨床解剖

① 皮膚から眼輪筋

　眼輪筋は，眼瞼部眼輪筋と眼窩部眼輪筋に大別され，眼瞼部眼輪筋は，睫毛部眼輪筋，瞼板部眼輪筋，隔膜部眼輪筋に分けることができる．臨床的には，睫毛下皮膚切開で皮下を剝離していくと，最初は皮膚と眼輪筋の間に介在する脂肪は，

* Takanori YAMAWAKI, 〒105-7090　東京都港区東新橋 1-8-2 カレッタ汐留 47 階　YOUR FACE CLINIC，院長

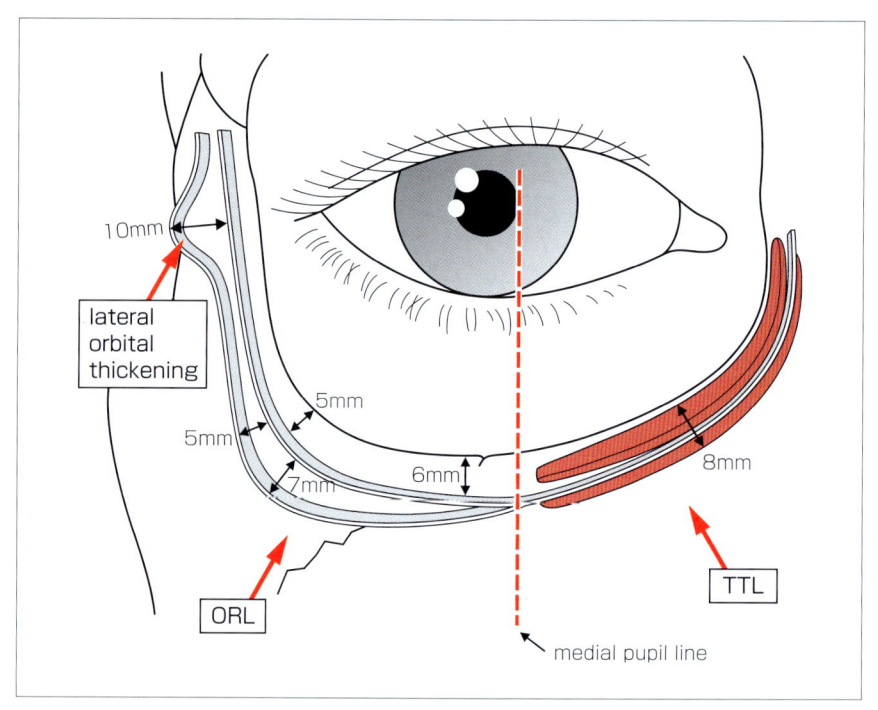

図 1. Tear trough ligament（TTL）と orbital retaining ligament（ORL）
Preseptal space と他のスペースはこれらのリガメントで区画される．
これらが外側にいくにつれ lateral orbital thickening に移行する．
（文献 1 より改変引用）

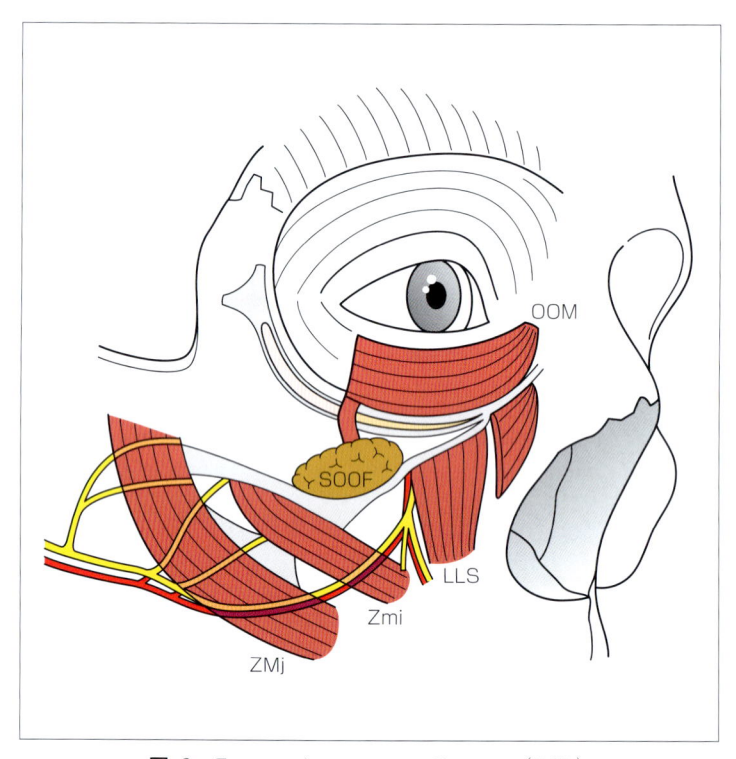

図 2. Zygomatic cutaneous ligament（ZCL）
LLS（levator labii superioris：上唇挙筋）
Zmi（zygomatic minor：小頬骨筋）
ZMj（zygomatic major：大頬骨筋）
SOOF（sub-orbicularis oculi fat）
OOM（orbicularis oculi muscle：眼輪筋）
（文献 3 より改変引用）

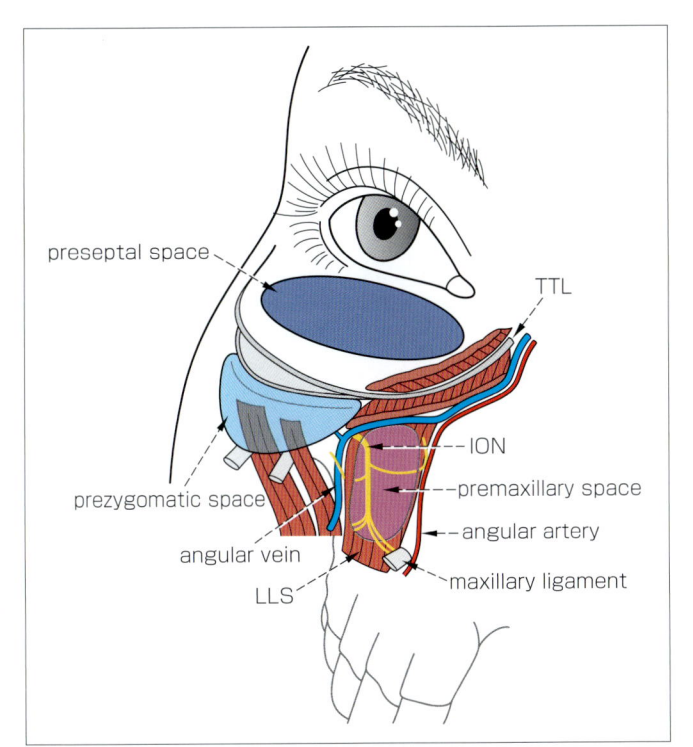

図 3.
下眼瞼手術に関与する 3 つのスペース
preseptal space
premaxillary space
prezygomatic space
ION（inferior orbital nerve；眼窩下神経）
angular artery（眼角動脈）
angular vein（眼角静脈）

（文献 1 より引用）

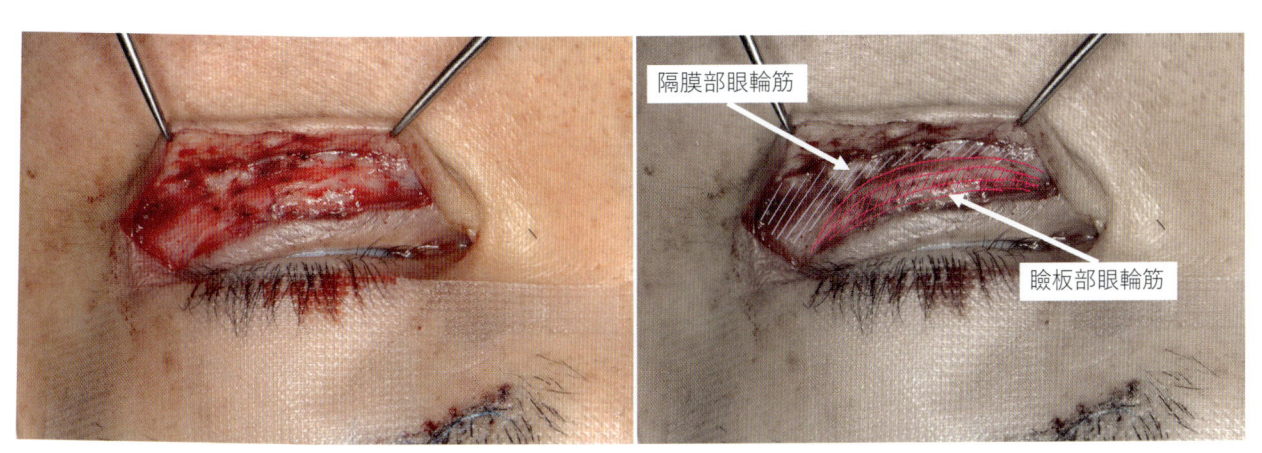

図 4. 瞼板部眼輪筋と隔膜部眼輪筋
瞼板部眼輪筋と隔膜部眼輪筋は筋の走行と肥大で区別して同定できる.

個人差はあるものの内側ではほとんどなく，外側では比較的豊富に存在する．そのため外側から挙上を開始した方が皮膚の損傷を予防することができる．瞼板部眼輪筋と隔膜部眼輪筋の境界は筋の走行と筋肉の肥大によって同定可能である．元々涙堂（涙袋）が発達しているケースでは，瞼板部眼輪筋は厚みも豊富であり，筋の走行も涙堂の形状を想像させる．隔膜部眼輪筋は非常に薄い筋肉で，瞼板部眼輪筋と隔膜部眼輪筋の移行部は肉眼的に同定可能なことが多い（図 4）．

　② 眼輪筋切開（眼輪筋を走行する顔面神経）
　睫毛下切開において，睫毛からどれ位距離をあけて眼輪筋を切開するか，外眼角から外側へのバックカットをどの高さで行うかには様々な議論

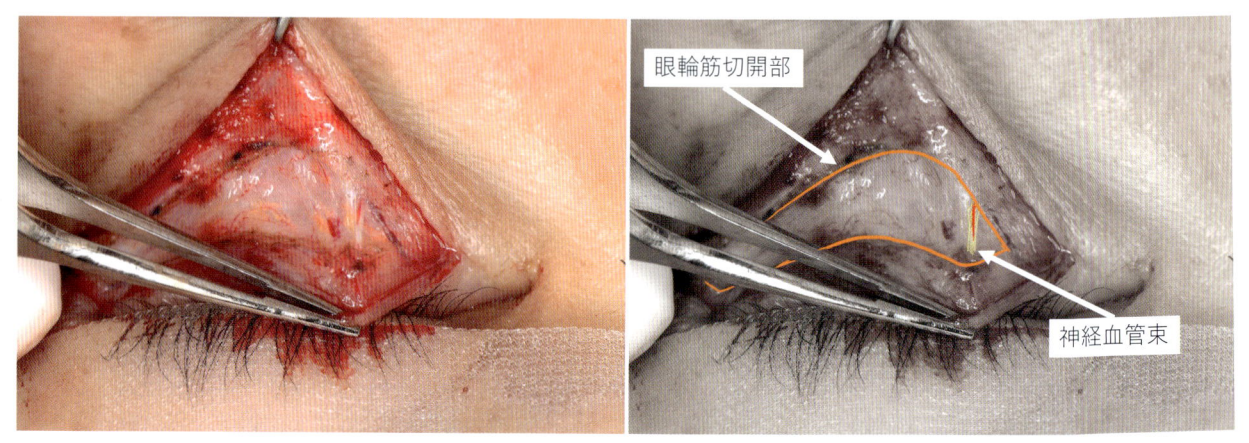

図 5. 眼輪筋の切開と顔面神経の枝
瞼板部眼輪筋の尾側端で眼輪筋を切開し，内側の神経血管束を温存する.

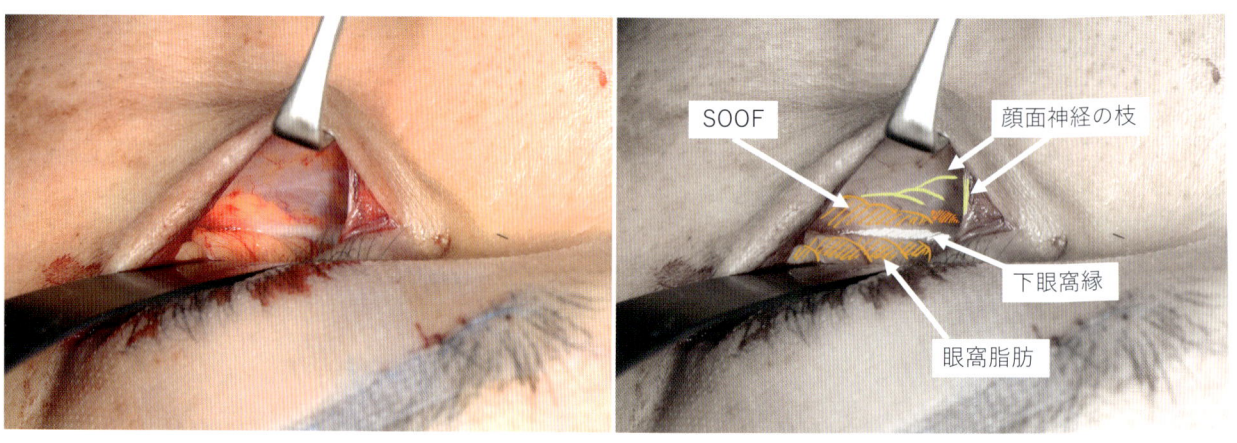

図 6. Preseptal space と眼輪筋膜内を走行する顔面神経の分枝
眼輪筋裏面と筋膜の間を顔面神経の分枝が走行している．眼窩隔膜は preseptal space で剥離が容易である.

がある．筆者は瞼板部眼輪筋と隔膜部眼輪筋の移行部で切開して，瞼板部眼輪筋の走行を温存した上で外側のバックカットを行う(図 5)．涙堂の温存や術後の外反予防を意識した上での手技ではあるが，Choi らは眼輪筋内の顔面神経の走行について詳細に報告している[4]．眼輪筋内を走行する顔面神経は眼輪筋の深層と眼輪筋膜の間を走行している(図 6)．眼輪筋内側を上行したのちに，瞼板部，隔膜部に terminal branch を外側方向に伸ばす．Choi らによると，瞼板部眼輪筋の完全な神経温存を優先するなら眼輪筋切開の safe zone は，内眼角から 10〜11 mm 外側で，下眼瞼縁から 5.5〜6.5 mm 下方で，lateral canthal crease より 3 mm 内側であると論じている．一方で中顔面を

リフトするために眼輪筋を利用する際にはこの切開範囲では手術が完遂できないため，今後より深い検討が期待される.

③ Preseptal space

隔膜前部のスペースは天井；眼輪筋(膜)，床；眼窩隔膜，下方；TTL，ORL で囲まれた空間である．これらを破損しなければ preseptal space は綿棒でほとんど出血なしに容易に剥離できる．Preseptal space の剥離を電気的に行うことは，眼輪筋裏面の顔面神経を損傷する可能性が高いため，避けた方がより神経の損傷を予防できる(図 3, 6).

④ 眼窩脂肪

眼窩脂肪は眼窩隔膜によって隔てられており，内側，中央，外側の 3 つの区画に分かれている.

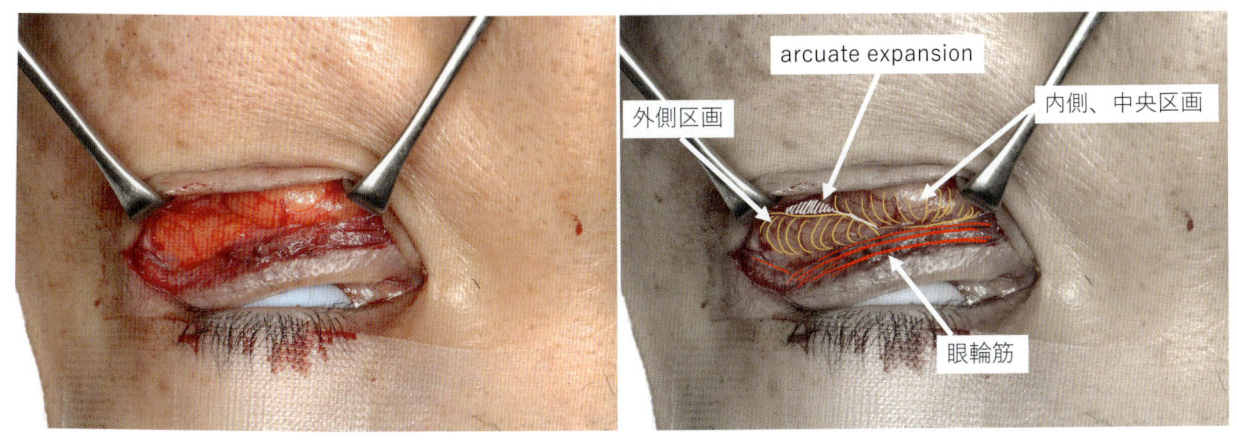

図 7. 眼窩脂肪の区画 ①
外観上，内側と中央の区画は区別できないが，中央と外側は arcuate expansion によって区画されている．

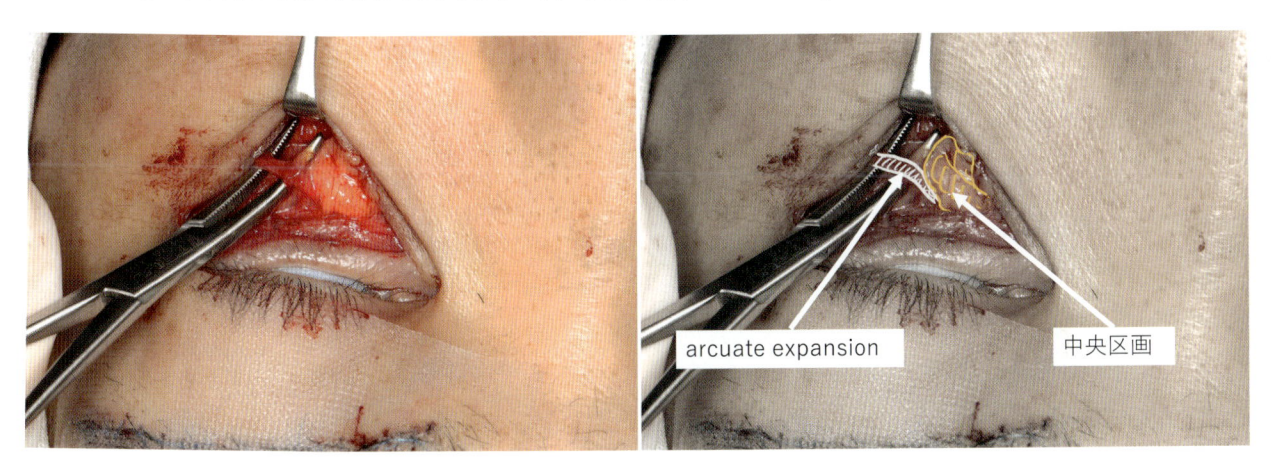

図 8. 眼窩脂肪の区画 ②
中央区画と外側区画を分離する arcuate expansion

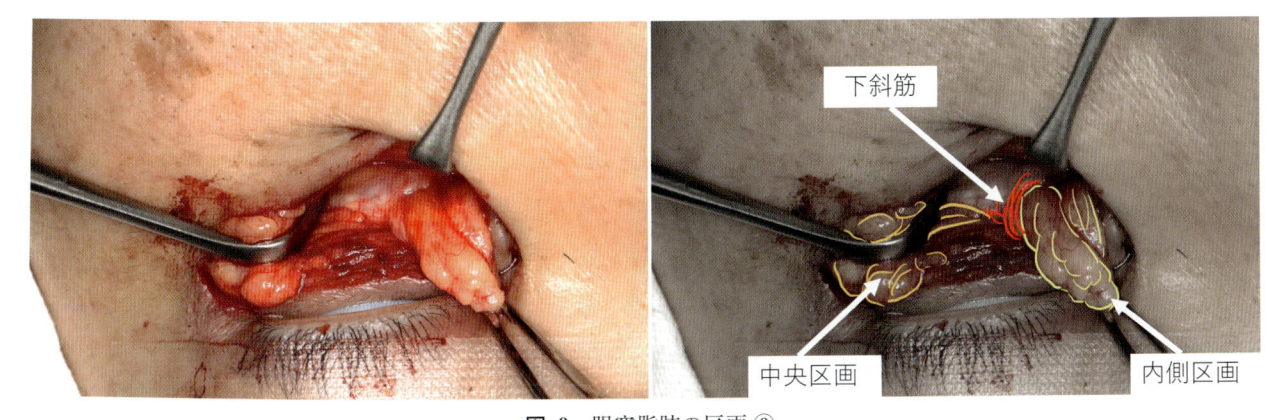

図 9. 眼窩脂肪の区画 ③
眼窩隔膜を切開すると，内側と中央区画が分離可能となる．内側区画は白色を呈し，内側と中央は下斜筋によって区画される．

内側と中央は下斜筋によって区別され，内側眼窩脂肪は他の区画の脂肪と比較し白色を呈する．中央と外側は arcuate expansion によって区画されている（図7）．Arcuate expansion は強い線維組織（図8）で，体表からもその存在が確認できることもある（図15）．内側区画は他の区画の脂肪より白色を呈しており，下斜筋によって中央と区画されている（図9）．

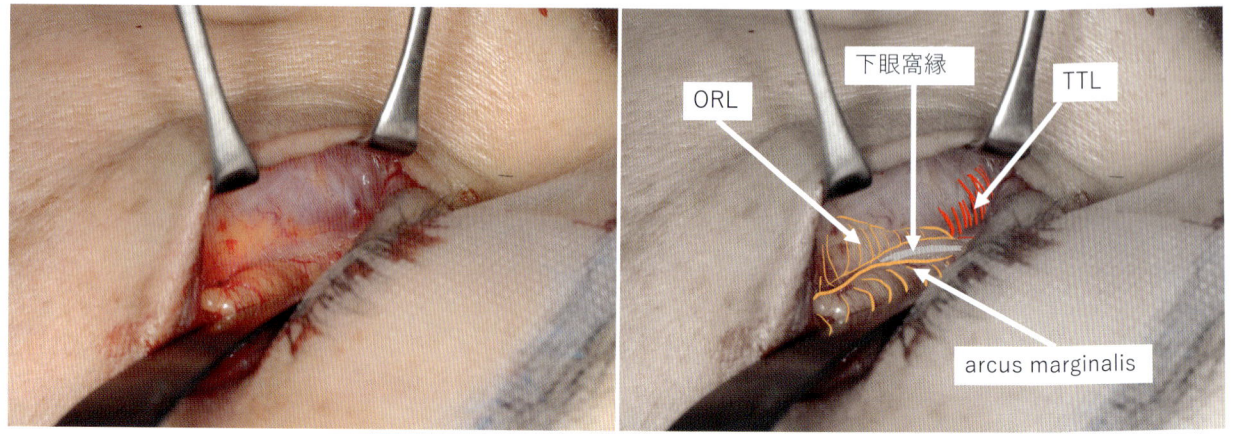

図 10. Tear trough ligament（TTL），orbicularis retaining ligament（ORL）
TTL と ORL によって preseptal space とその尾側の space が区画されている．

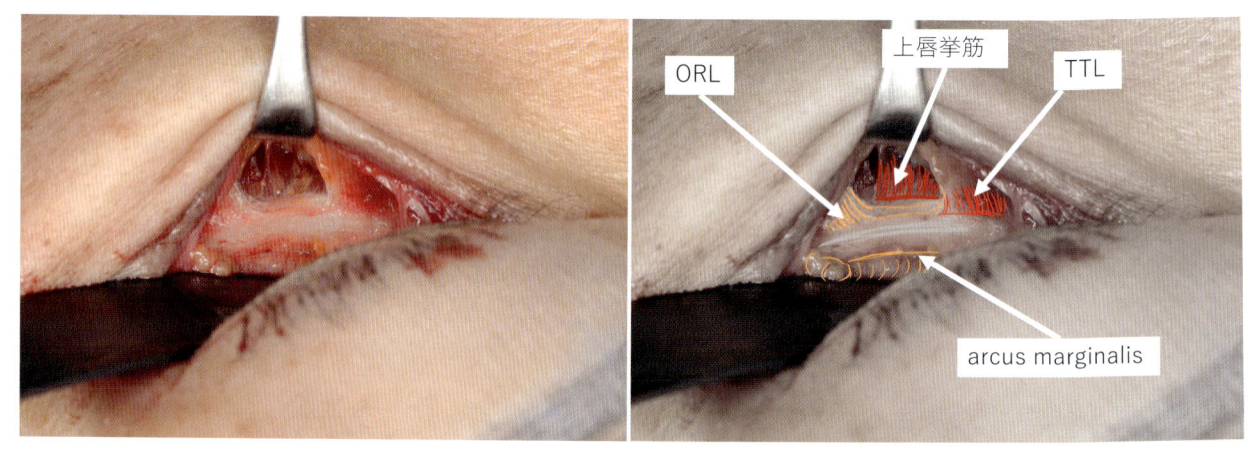

図 11. TTL，ORL の剥離と上唇挙筋が見えるまで
TTL と ORL によって preseptal space とその尾側の space が区画されている．

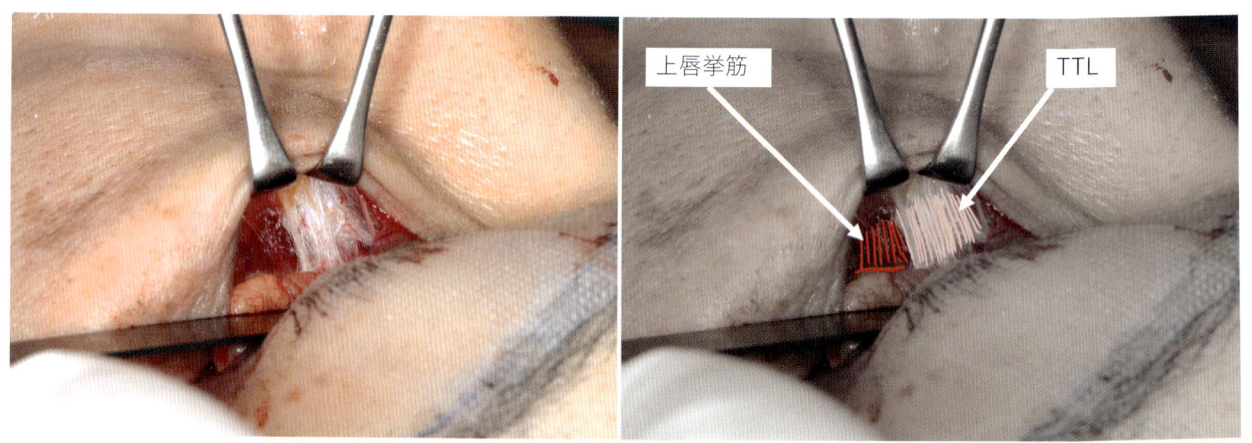

図 12. TTL を剥離するところ
TTL 剥離時には骨孔から上がってくる血管のみを止血し，その他は鈍的に剥離する．

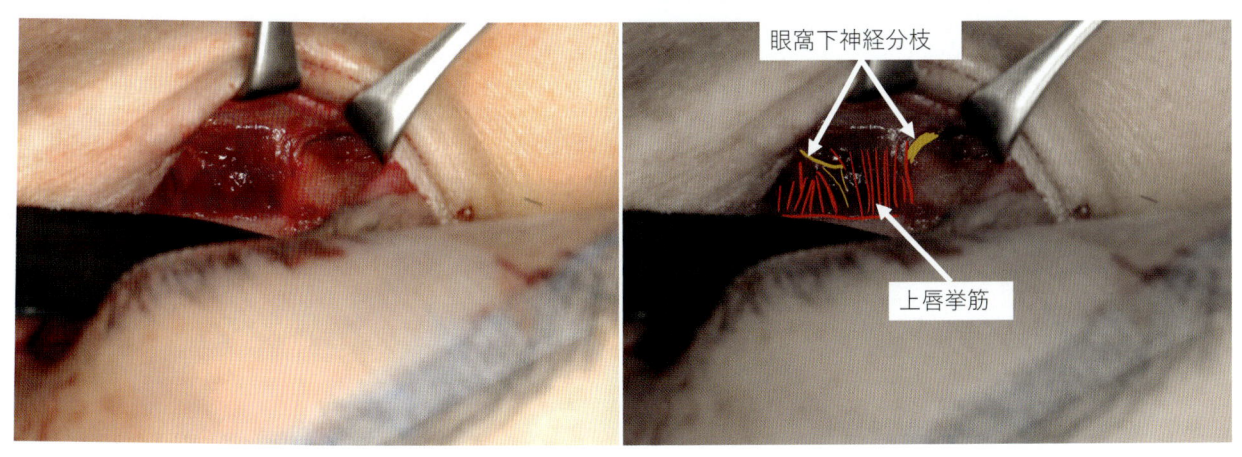

図 13. 上唇挙筋の周囲から立ち上がる眼窩下神経の分枝
Premaxillary space の下床にある上唇挙筋からは眼窩下神経の分枝が上がってくるため，温存する．

⑤ Tear trough ligament（TTL），orbicularis retaining ligament（ORL）

Preseptal space の剝離が終わると，arcus marginalis（眼窩隔膜の骨付着部）および眼窩縁が出現する．その状態で眼輪筋を挙上すると膜様の隔膜を認める．内側から瞳孔正中までは tear trough ligament で構成されるが，その頭側に眼瞼部眼輪筋の付着部が存在するため，筋肉の色に見える．それより外側は sub-orbicularis oculi fat（SOOF）が透見されるため脂肪織様である（図 10）．Tear trough ligament は内眼角部の眼窩縁から medial pupil line にかけて存在し，眼瞼部眼輪筋と眼窩部眼輪筋の起始部の間にある．TTL は筋肉の付着部も含めて平均で 8 mm 程度であるとされ tear trough deformity の原因そのものである他に，中顔面をリフトアップする際に処理する重要なリガメントとなる．TTL は外側に行くにつれ二股に分かれて orbital retaining ligament を構成し眼窩外側に行くにつれて，lateral orbital thickening となる（図 1）．

これらのリガメントを骨膜上で剝離するために，リガメントと骨の境界を低出力の電気メスで軽く切開すると自然と骨膜と分離できる．TTL の剝離は筋肉の剝離を伴うため，筆者は ORL からまず剝離を行う．膜が 2 層あるという報告もあれば重層化しているという報告もあるが，膜を意識して分離すれば膜を突破した感覚がわかる．後

述する zygomatic cutaneous ligament の内側部まで分離すると上唇挙筋を確認できるため，ここが剝離のリガメント切離終了の指標となる（図 11）．そのまま剝離を内側，外側に延長する．この時，内側は筋肉と骨膜が強固に付着しているため剝離の際に骨膜ごと外れてしまうことに注意が必要であることと，ほとんどの症例で骨孔が存在し血管が骨から上がってくるため，注意深く止血することが重要である（図 12）．

骨膜にどの程度組織を残すかはその後の手術手技のしやすさに関与するが，神経温存を優先するのであれば，なるべく骨膜の直上で剝離することが推奨される．

⑥ Premaxillary space，prezygomatic space（図 2，3）

上記のリガメントを分離すると，premaxillary space，prezygomatic space に至る．Premaxillary space は上唇挙筋の上に存在し眼窩下神経の分枝が上唇挙筋から上がってくることがあるので温存する（図 13）．天井は眼輪筋で構成されている．尾側は非常に強力な maxillary ligament であるが，これを見ることはない．このスペースを同定する際に誤って上唇挙筋よりも骨側に行くのは顔面神経の頬骨枝が走行しているため非常に危険である．

Prezygomatic space は頭側を ORL，下方を zygomatic ligament で構成される．天井は SOOF および眼輪筋で構成される（図 2）．

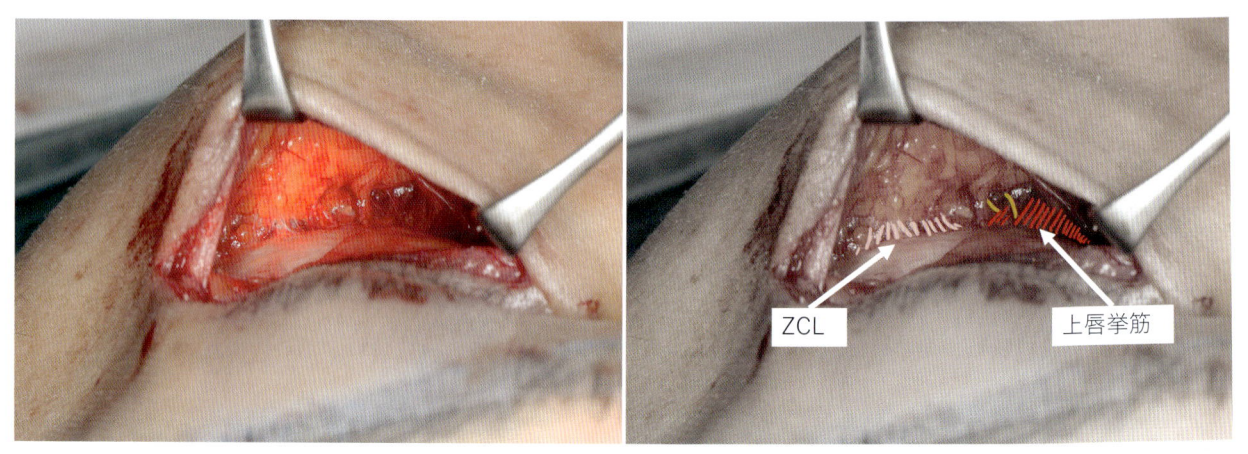

図 14. Zygomatic cutaneous ligament（ZCL）
Prezygomatic ligament の剥離を進めると，上唇挙筋の起始部から外側に強固に
付着する ZCL を見る.

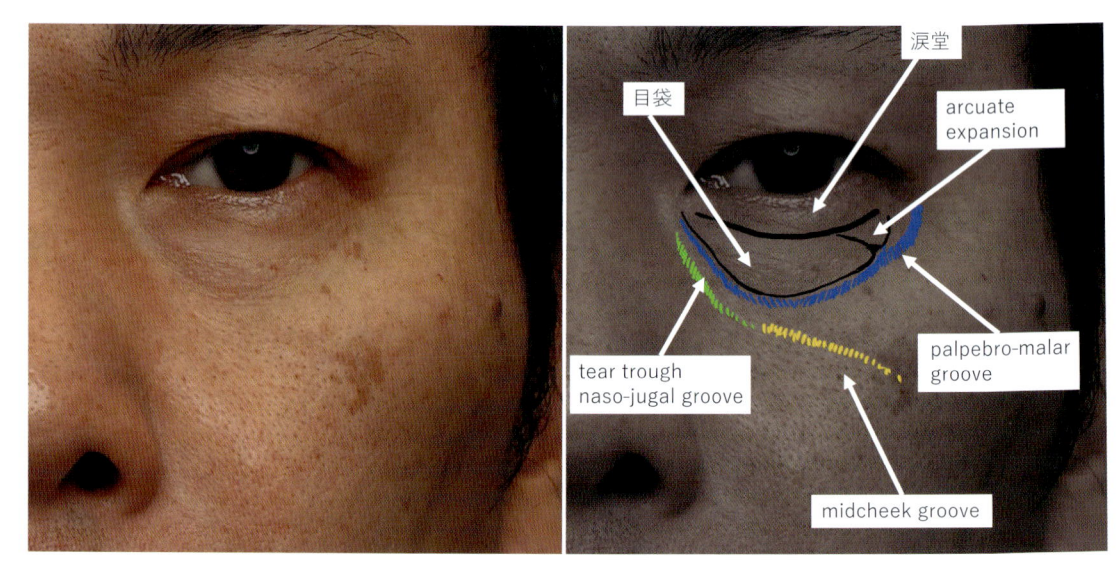

図 15. 外観から見える下眼瞼の体表解剖

⑦ Zygomatic cutaneous ligament（ZCL）

ゴルゴ線を構成するこのリガメントは，内側を
上唇挙筋の付着部に持ち，そこから横方向に膜状
に広がり，小頬骨筋，大頬骨筋の付着部を含みな
がら頬骨体部を横断する（図 14）.

外観を見れば解剖が透けて見える，体表解剖

以上の手術解剖を理解した上で外観から解剖を
見ると，患者が抱える下眼瞼の主訴と解剖学的な
構造を理解でき，術式検討の一助となる.

下眼瞼の手術を念頭に置いた視診項目として
は，皮膚の弛緩（皮皺），涙堂（涙袋），脱出した眼
窩脂肪，tear trough が重要である（図 15）.

＜涙　堂＞

涙堂は通称涙袋と言われる. 内眼角から外眼角
に至る幅数 mm の膨隆である. 涙堂は肥厚した瞼
板部眼輪筋によって構成され，笑う，などの表情
で隔膜部眼輪筋が頭側後方に移動すると強調され
る.

＜目　袋＞

涙堂の下方に存在する，眼窩脂肪の脱出の結果
生じる膨らみ. 内側と中央は外観上一体になって
見えるが，外側との間には arcuate expansion が
存在するため分離して見える.

目袋の内側下方にある陥凹が tear trough で，tear trough ligament によって構成されている．瞳孔の正中より外側では，palpebromalar groove と呼ばれ，主に orbicularis retaining ligament（ORL)によって構成されている．Tear trough の下方に斜め下に走る窪みは naso-jugal groove と呼ばれ，眼窩部眼輪筋の下端と考えられている．また，tear trough の外側から palpebro-malar groove と枝分かれするように斜め下に走る溝を midcheek groove と呼び，zygomatic cutaneous ligament により構成されている．

以上が下眼瞼部の手術に必要な臨床解剖である．詳細な術式は他稿に譲るが，術式理解の役に立てば幸いである．

参考文献

1) Wong, C.H. Mendelson, B.：Facial soft-tissue spaces and retaining ligaments of the mid-cheek：defining the premaxillary space. Plast Reconstr Surg. 132(1)：49-56, 2013.
Summary 下眼瞼のリガメントとスペースについて詳述してある．全員必読.

2) Wong, C.H., et al.：The tear trough ligament：anatomical basis for the tear trough deformity. Plast Reconstr Surg. 129(6)：1392-1402, 2012.
Summary Tear trough ligament とスペースについて詳述してある．全員必読.

3) Duan, J., et al.：Clarifying the anatomy of the zygomatic cutaneous ligament：its application in midface rejuvenation. Plast Reconstr Surg. 149(2)：198e-208e, 2022.
Summary Zygomatic cutaneous ligament について詳述してある．全員必読.

4) Choi, Y., Kim, I.B.：Avoiding pretarsal denervation in lower blepharoplasty incisions：refined pretarsal motor nerve anatomy. Plast Reconstr Surg. 154(1)：81-93, 2024.
Summary 眼輪筋の顔面神経支配について詳述してある．全員必読.

PEPARS　No.213：10-23, 2024

◆特集／下眼瞼の美容外科

下眼瞼形成術の適応と選択

赤嶺周亮[*1]　細井　龍[*2]

Key Words：下眼瞼形成術(lower blepharoplasty)，眼窩脂肪移動術(orbital fat repositioning)，下眼瞼のタルミ(baggy eyelid)，眼窩脂肪(orbital fat)，経結膜脱脂(transconjunctival fat resection)，脂肪注入(fat injection)

Abstract　　近年，テレビや SNS の広告などで「クマ取り」という言葉がよく使用され，一般の方にも認知されるようになってきた印象がある「下眼瞼形成術」であるが，一言でクマ取りと言ってもその治療方法は下眼瞼の状態によって様々である．

　主な治療方法としては経結膜脱脂術，脂肪注入，経皮的もしくは経結膜的眼窩脂肪移動術，下眼瞼除皺術などがあるが，それぞれの治療法を組み合わせて行う場合も多々あり，その適応の選択が重要である．脱脂術は膨らみに対して，脂肪注入はくぼみや色調に対して，眼窩脂肪移動術は膨らみ・くぼみに対して，除皺術はタルミに対して用いられることが多い．ただ，下眼瞼の状態の適応だけでなく，治療費用やダウンタイムなど，患者側の要素も総合的に考慮して判断することも重要である．

はじめに

　近年，SNS やテレビ広告で「クマ取り」という名称をよく目にするが，美容外科では下眼瞼形成術のことを指し，ニーズの高い治療の1つである．その術式はこれまで様々な報告がなされており[1)~5)]，下眼瞼の状態に合わせて，経結膜脱脂術，脂肪注入，経皮的眼窩脂肪移動術，経結膜的眼窩脂肪移動術，下眼瞼除皺術のいずれか，もしくは複数術式の組み合わせが選択される．

　しかし，実際に診療を行っていると下眼瞼の状態からは適応とならないであろう治療方法が施術され，術後結果に十分な改善効果が得られていないばかりか，さらなる悩みとなってしまった患者に遭遇することも多々ある．

　この原因の1つとしては，「クマ取り＝脱脂術」

かのような広告を目にすることが多く，年齢・適応関係なく無闇やたらと脱脂術のみが行われてしまっている現状が考えられる．

　下眼瞼形成術では，眼瞼部の膨隆，陥凹，眼輪筋や血管の透見による色調，皮膚・眼輪筋の下垂や弛緩などの形態の違いにより，その適応術式は異なってくる．

　本稿では具体的な手術手技は他稿に譲り，下眼瞼形成術の術式とその適応判断を主に述べる．

色味で分けたクマの種類と
下眼瞼形成術の適応選択

　下眼瞼形成術は様々な術式が報告されており[1)~5)]，現在では経結膜脱脂術，脂肪注入，経結膜眼窩脂肪移動術，経皮的眼窩脂肪移動術，除皺術が主に用いられている．

　下眼瞼の形態によっては一般的に「クマ」として認識され，その種類によって上記の術式のいずれかを選択，もしくは組み合わせて治療方針を決定する．クマの分類としてよく用いられるのは色味

*1 Shuryo AKAMINE，〒530-0013　大阪市北区茶屋町 5-8 MEFULL 茶屋町 B1　AMAMINE CLINIC，院長/AMASORA CLINIC
*2 Ryu HOSOI, AMASORA CLINIC，院長

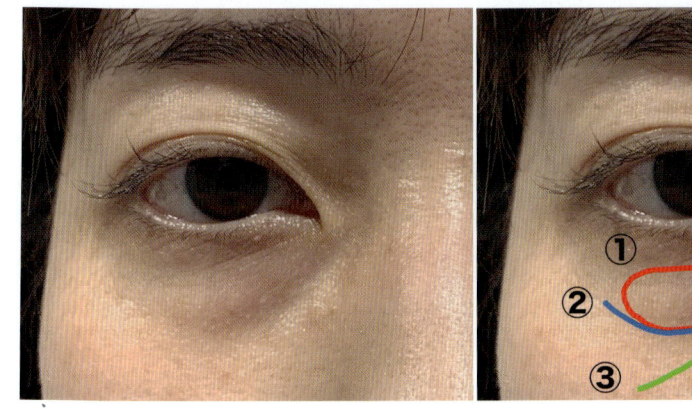
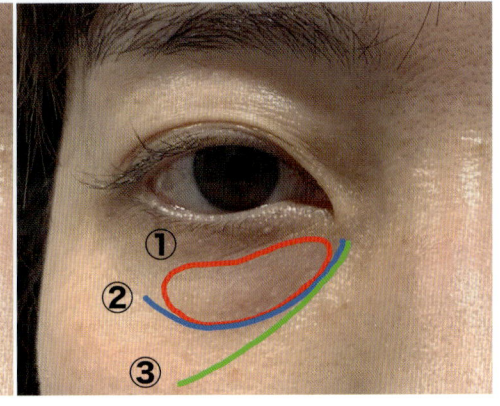

図 1.

で分けた分類であり，黒クマ（影クマ），紫グマ，茶クマと俗称で呼ばれることが多い．これまで本誌でも多く語られているため簡単に解説する．

・黒クマ（影クマ）

下眼瞼〜中顔面での膨らみや陥凹によって生じる立体的なコントラストによる陰影である．眼瞼部分の眼窩脂肪による膨らみは，目袋（図1-①，baggy eyelids）と呼ばれ，その尾側の溝は内側では nasojugal groove（もしくは tear trough），外側は palpebro-malar groove（図1-②）と呼ばれる．さらに頬まで伸びる溝は mid-cheek groove（図1-③）と呼ばれる．nasojugal groove から mid-cheek groove の陥凹が目立つと tear trough deformity となり，加えて頬骨の吸収や頬部の軟部組織の減少，下垂に伴い baggy eyelids との陰影が顕著となり[6)7)]，黒クマとして見られる．もしくはこうした解剖的要因だけでなく，脱脂術などの手術により眼窩脂肪が顕著に減少した場合に眼瞼部分全体が陥凹して影として見えることもあり，総称して影クマと呼ばれることもある．

・紫グマ

下眼瞼内側で主に見られる赤紫〜青紫の色味であり（図1-①），これは下眼瞼の皮膚が頬部と比べて薄いことにより眼瞼部眼輪筋が透見して赤紫色に見えることが原因だと考えられる．また，baggy eyelids による眼窩脂肪の膨らみにより眼輪筋が前方に押し出されることも，より透けて見える原因だと考えられる．

・茶クマ

下眼瞼の皮膚自体の色素沈着，慢性炎症や摩擦などの刺激によるメラニン色素の沈着によって生じるクマであり，手術によっての改善効果はあまり見られないタイプのクマである．基本的には機械刺激の軽減，ハイドロキノンやレーザー治療など皮膚科治療が必要となる．

クマの種類は上記色味のタイプによって分けられて治療方針が選択されるが，実際にはそう単純ではなく，皮膚や皮下組織の弛緩や下垂，ligament の引き込みの強さ，眼瞼周囲の骨萎縮の程度など，様々な要素を考慮して選択する必要がある．

それぞれ術式によっての適応選択を述べる．

1．経結膜脱脂術

脱脂術の適応となる方は皮膚や組織の下垂・弛緩が少なく，tear trough deformity が弱い baggy eyelid が最もよい適応であり，比較的若年者に多い（図2）．

余剰皮膚が多く，シワが強い症例や tear trough deformity の程度が強い症例に対して脱脂のみを行った場合は皮膚のタルミやシワが悪化したり，下眼瞼から眼窩縁までが全体的にくぼむことで影クマが悪化することもあり，眼窩脂肪の切除量の調整や下眼瞼除皺術，脂肪注入との併用が必要となることも多い．

また，baggy eyelid に紫グマが併発している場合，眼窩脂肪の切除により眼瞼部眼輪筋の圧迫が解除され，ある程度の色味が改善することもあるが，色味の程度が強い場合は脂肪注入の併用もしくは追加も必要になる．

脱脂術は比較的手技が容易であり，他の術式と

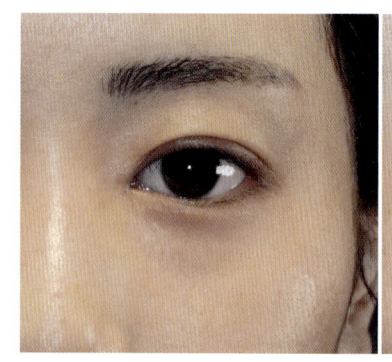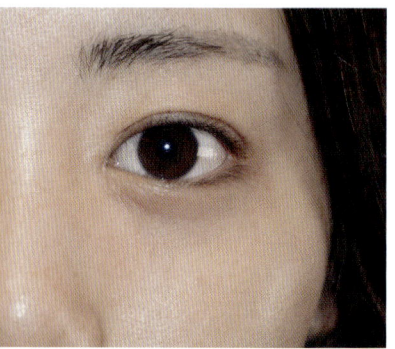

a | b

図 2.
症例 1：20 代，女性．下眼瞼脱脂術
　a：術前．目袋の膨らみはあるが，余剰皮膚，tear trough deformity，中顔面の陥凹は認められず，脱脂術のよい適応である．
　b：術後 3 か月．目袋の膨らみが消失し，下眼瞼から頬部にかけてなめらかな形態となっている．

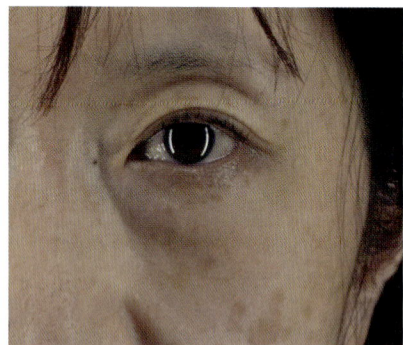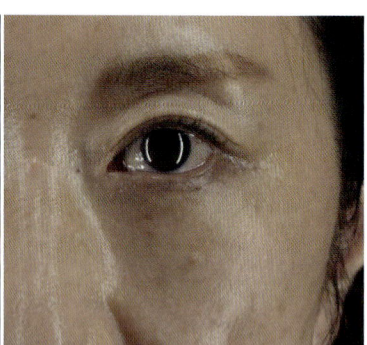

a | b

図 3.
症例 2：40 代，女性．下眼瞼脱脂＋脂肪注入
　a：術前．Baggy eyelid が目立つだけでなく，中顔面のボリュームが少なくやや陥凹しており，紫クマもやや認められる．
　b：術後 3 か月．Baggy eyelid は改善し，下眼瞼〜頬部にかけてなだらかとなっている．眼輪筋の透見である紫クマも目立たなくなっている．

比較するとダウンタイムは短いことが多く，治療費も安価であることが多いため施術を受ける患者の割合は最も多いが，実際に手術適応となる方は少ない．ただ，これは医療者側が治療結果を追求するあまりの"エゴ"であることもあり，実際にはシワや tear trough が目立ち，一見適応とならないような症例でも脱脂術により baggy eyelid が改善するだけで，ある程度シワや窪みが悪化しても，患者側は満足される場合が意外と多い．脱脂術は比較的安価，ダウンタイムが短い，皮膚切開や別部位からの脂肪採取がないことで，患者負担が最も少なく効果を実感しやすい施術である．解剖学的な要因による適応選択も大切であるが，患者側の要望もしっかりと聴取してリスクを十分に説明，納得した上での術式選択が最も重要である．

2．脂肪注入

脂肪注入は下眼瞼の形態としては tear trough から palpebro-malar groove，mid-cheek groove にかけて陥凹が目立ち，中顔面のボリュームが少ない negative vector の症例が適応となることが多く，また眼瞼部眼輪筋が透見される紫クマなどの色味に対しても適応となる（図3）[8]．

通常は陥凹のみが存在する症例は少なく，baggy eyelid も認めることが多いため，下眼瞼脱脂術と併用されることが一般的である．

その他，過剰な脱脂後に生じることがある下眼瞼の全体的な窪みに対する影クマに対しても脂肪注入で修正を行うことがある．

問題となるのは注入脂肪の生着率の不安定さであり，患者の体質や生活習慣，術者の脂肪採取・加工方法，注入方法など，様々な要因によって左右される．そのため，脂肪生着の過多による"しこり"の形成や，生着不良による陥凹の改善不足が見られることがある．特に"しこり"の修正治療は困難な場合もあり注意が必要である．

3．経結膜的眼窩脂肪移動術（以下，裏ハムラ法）

通称"裏ハムラ法"と呼ばれている術式である．40 代半ばまでの下眼瞼皮膚の余剰，弛緩が少なく，baggy eyelid，tear trough deformity が目立つ症例に対してはよい適応だと考えているが，50 代以降で皮膚余剰，弛緩がある場合でも本法で眼窩脂肪，tear trough の処理により下眼瞼形態の改善が得られるだけも満足されることも多い．

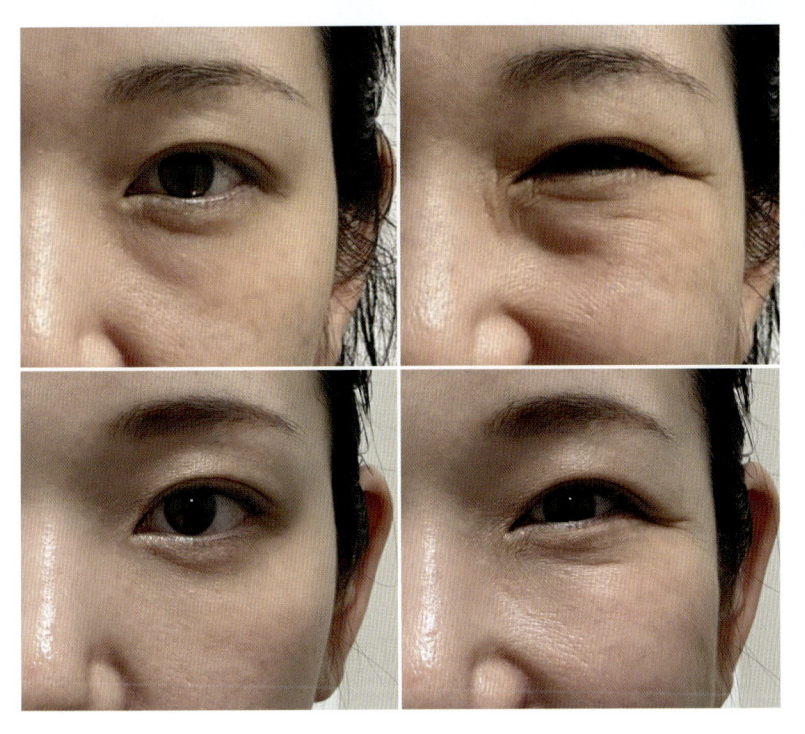

図 4.

症例 3：30 代，女性．経結膜的眼窩脂肪移動術

- a，b：術前．Baggy eyelid だけでなく tear trough も目立つ．笑った際(b)では特に tear trough ligament の陥凹が目立つ．表情を作った際に目立つ tear trough は特にハムラ法での靭帯剥離が有効であり，よい適応である．
- c，d：術後 3 か月．Baggy eyelid，tear trough が改善し，下眼瞼から頬部にかけて良好な形態が得られている．笑顔(d)でも tear trough の陥凹は改善されている．脱脂や脂肪注入は行っていない．

特に，上方視や笑った際に生じる tear trough の陥凹，引き込みに関しては orbicularis retaining ligament を直接処理できるハムラ法は非常によい適応である(図 4)．

Baggy eyelid がしっかり目立っていないとハムラ法はできないと言われることがあるが，あまり膨らみが目立っていなくとも，表情を作ると ligament の強い食い込みが見られる症例では，眼窩脂肪，隔膜の再配置をうまく調整し，ligament の処理を確実に行うことで表情を作った際でも良好な下眼瞼形態が得られることも多い(図 5)．そのため，裏ハムラ法の適応範囲は広いと考えている．

皮膚の余剰，弛緩が目立つ症例に関しては除皺術や眼輪筋吊り上げなどが必要となるが，切開に抵抗がある患者や下眼瞼外反などの合併症を不安視する患者は少なくない．そういった場合には術後に皮膚余剰によるタルミやシワが増悪する可能性は十分に説明した上で，コラーゲン製剤の注入やフラクショナルレーザーなどによる resurfacing，tightening 治療も提案する必要がある．

皮膚弛緩が強い場合には本法の術後に除皺術を行うか，本法と同時に除皺術を行うことで眼輪筋に切開を加えずに下眼瞼外反の合併症のリスクを軽減させることができる[9]．

4．経皮的眼窩脂肪移動術(以下，表ハムラ法)

通称"表ハムラ法"もしくは"切開ハムラ法"と呼ばれている術式である．眼窩脂肪や tear trough の処理は裏ハムラ法とさほど変わらないが，余剰皮膚の切除や眼輪筋吊り上げなどが同時に行えるため，baggy eyelid，tear trough deformity が目立つだけでなく，皮膚の余剰も目立つ患者では非常によい適応となる．Ligament の剥離と眼窩脂肪の repositioning，余剰皮膚切除により nasojugal groove だけでなく palpebro-malar groove，mid-cheek groove の改善にも効果が認められる．さらに中顔面のボリュームロスが目立つ場合は，表ハムラ法と同時に midface lift を行うことで中顔面の良好な形態が得られる．それでもボリュームが足りなければ脂肪注入やヒアルロン酸注入なども考慮する．

基本的には皮膚の余剰，弛緩が目立つ 40 代後半以降の患者に行われることが多いが，例外として睫毛内反も混在する若年者に内反症治療と同時に行われることもある．

表ハムラ法の最大のリスクは下眼瞼外反である．術前に下眼瞼の弛緩の程度を十分に診察することが重要であり，必要に応じて lateral cantho-

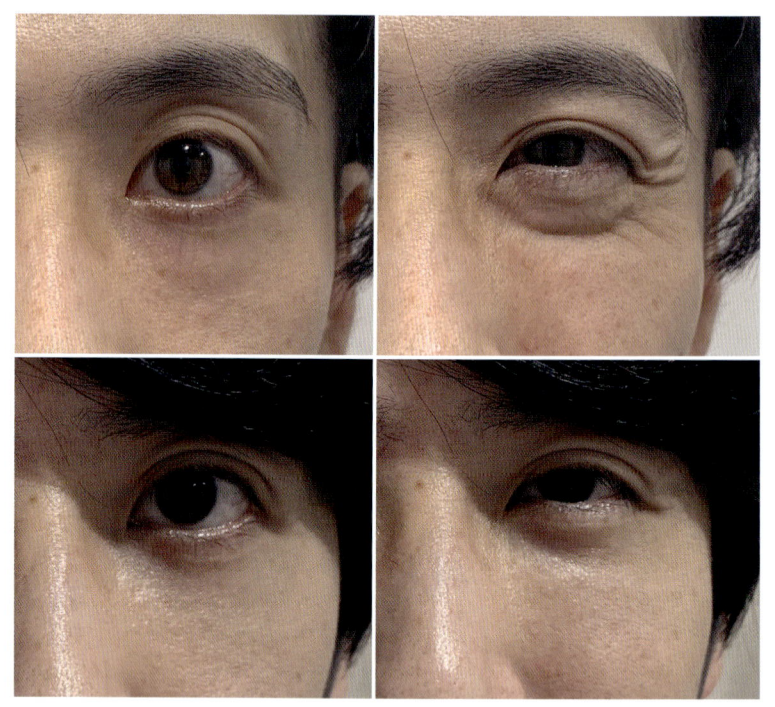

図 5. 症例 4：30 代，男性．経結膜的眼窩脂肪移動術

　a，b：術前．Baggy eyelid は目立たないが，ややの膨らみを認める．わずかな紫クマもみられる．無表情(a)では tear trough は目立たないが，微笑時(b)では眼窩脂肪の膨隆，trough が非常に目立つ．こういった表情を作った際に見られる ligament の食い込みは，直接 ligament の剝離を行えるハムラ法のよい適応だと考えている．

　c，d：術後 4 か月．涙袋から下眼瞼，頰部にかけてなめらかな ogee curve が形成されており，目袋の膨らみが改善することで，紫クマも目立たなくなっている．特に微笑時(d)では trough の強い食い込みや眼窩脂肪の膨隆の改善だけでなく，目尻のシワの改善も認められる．また，lid-cheek junction が頭側に偏位しており，mid-cheek が上がったような視覚的効果も認められる．

plasty もしくは canthopexy も併用する．

　表でも裏でもハムラ法の効果として，脱脂術で切除されていた眼窩脂肪を tear trough に再配置することでボリュームを出し，tear trough deformity を改善することができるのは広く知られているが，nasojugal groove の眼輪筋，眼窩縁の orbicularis retaining ligament の剝離自体による効果も認められ，その有効性が報告されている[10]．

　Nasojugal groove の眼輪筋は骨に直接付着しており[11]，この部位の tear tough ligament の上下に眼輪筋の起始部が固着している[12]．そこを基点として眼輪筋は強く収縮するため，同部位を剝離するハムラ法では tear trough deformity の改善のみならず，眼輪筋の過度な収縮を弱めることで笑顔時の涙袋の過剰な肥厚や目尻のシワの改善が認められる．さらに lid-cheek junction が頭側に移動することで mid-cheek が上がったような視覚

的な効果も認められる[10]（図 6）．

5．下眼瞼除皺術

　除皺術の適応となるのは，baggy eyelid，tear trough deformity がなく皮膚の余剰，下垂のみが目立つような症例であるが，実際にはそういった症例は少なく，主に下眼瞼脱脂術後などの皮膚余剰や陥凹が目立つ症例に脂肪注入などと併用され修正として用いることが多い．

　判断が難しい場合は下眼瞼の皮膚を外側に牽引した際に，目袋が目立たずなめらかな形態が維持されるようであれば除皺術のみでも下眼瞼の形態改善が得られる可能性が高い（図 7）．

　脱脂術と除皺術が併用される症例も目にすることはあるが，それを行うのであれば tear trough ligament も処理することができるハムラ法を選択する方が効果的だと考える．

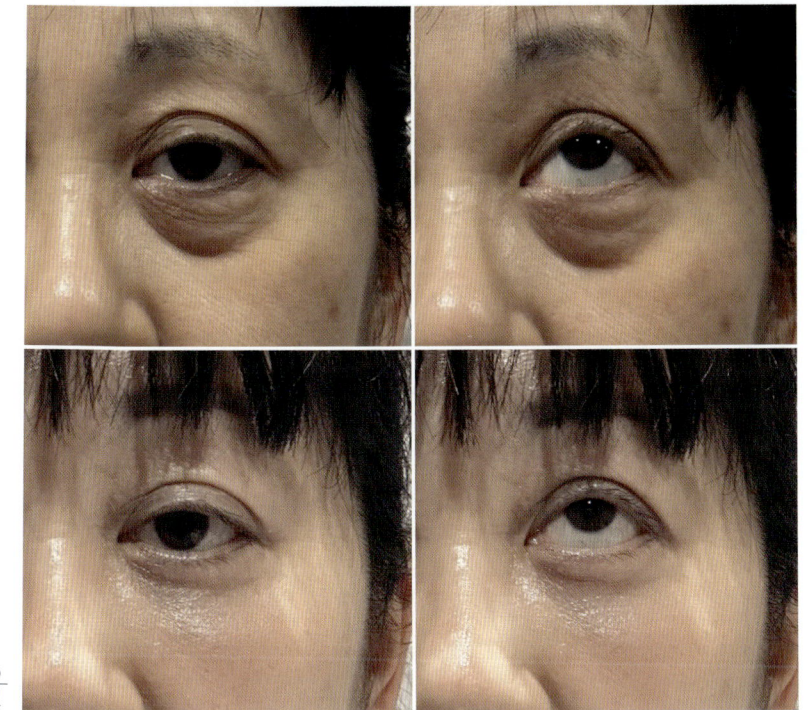

a | b
c | d

図 6. 症例 5：50 代，女性．経皮的眼窩脂肪移動術

　a，b：術前．Baggy eyelid，tear trough deformity が目立ち，同時に皮膚のシワやタ
　　ルミも目立つ．上方視で特に tear trough の陥凹が強い．靭帯剥離，皮膚切除の処理
　　を行える表ハムラ法の非常によい適応である．

　c，d：術後 3 か月．涙袋も保持されており，下眼瞼から頬部にかけてなめらかな形態
　　となっている．皮膚切除，眼輪筋の吊り上げも行っており，皮膚のシワやタルミも改
　　善されている．上方視での tear trough の強い陥凹も改善されている．Midface lift な
　　どは特に行っていないが，lid-cheek junction が頭側に移動し，mid-cheek が上がった
　　ような効果も認められる．脂肪注入などの追加治療は行っていない．

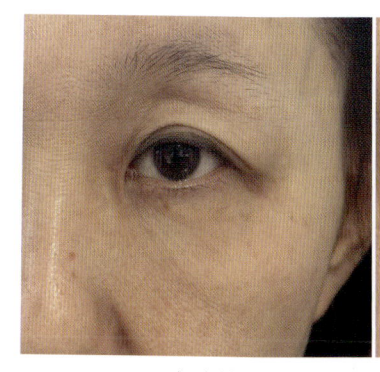 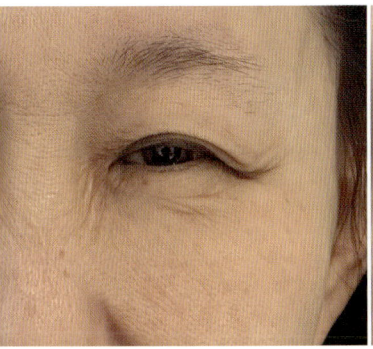 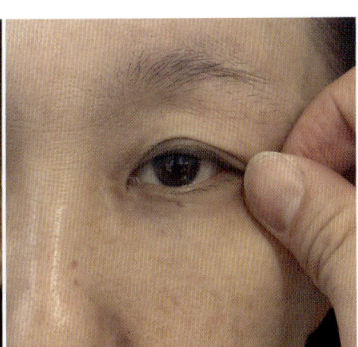

　　a．無表情時　　　　　　　　　　b．微笑時　　　　　　　　c．皮膚を外側に牽引

図 7.

Baggy eyelid や tear trough は目立たず皮膚のシワ，タルミが目立つ．表情を作っても，
目袋の膨らみ・陥凹は目立たない．皮膚を外側に牽引すると下眼瞼はなめらかな形態と
なっており，こういった状態は除皺術のよい適応だと考える．

表 1. 各術式の選択

下眼瞼形態と患者希望を考慮した簡便な選択表であり，必ずしもこの限りではなく，術式を組みわせることもある．患者希望の要因さえクリアすれば，表ハムラ法の適応は広い．

	脱脂術	脂肪注入	裏ハムラ法	表ハムラ法
目袋の膨らみ	○	×	○	○
皮膚のタルミ	×	×	×	○
tear trough の陥凹	×	△	○	○
中顔面のコケ	×	○	○	○
コスト，ダウンタイムを抑えたい	○	△	△	×
皮膚切開の希望なし	○	○	○	×

○：適応あり　△：部分的に適応あり　×：適応なし

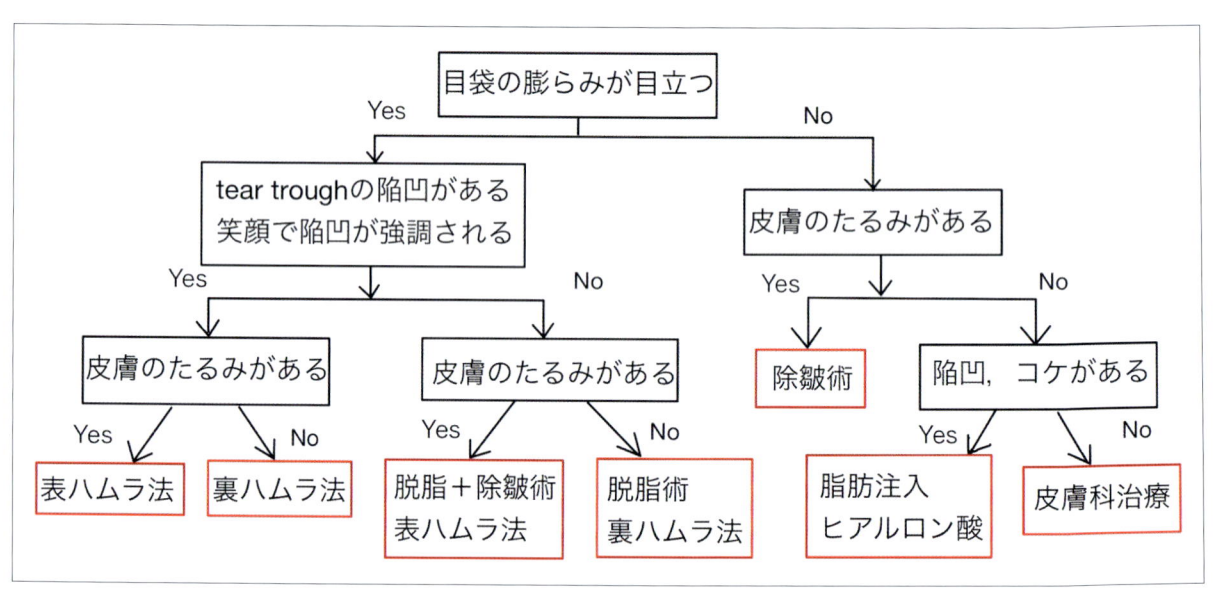

図 8. 術式選択のフローチャート

形態で分けたクマの種類と適応選択

色味に関しては黒クマ(影クマ)，紫グマ，茶クマに分けられることが多く，手術が行われることが圧倒的に多いのが黒クマであるが，下眼瞼の状態によって様々な形態を呈する．そのため，黒クマと呼ばれるタイプのクマでも術式の選択は下眼瞼の形態によってそれぞれ異なっており，適応選択は難しい．世間一般では"クマ取り＝脱脂術"というイメージが定着しつつある印象があり，実際にどの形態でも脱脂術が行われ，トラブルになっている症例も少なくない．

適応選択を誤ると，むしろ悪化させてしまう可能性もあるため，その選択には慎重になる必要がある．

実際の臨床では色味のみで術式を選択することは少なく，下眼瞼の形態に応じた術式選択が重要であるが，いくら形態的な適応があっても患者側の希望(ダウンタイムやコスト，切開希望の有無など)もしっかりと考慮した上での術式選択が最も重要である(表1)．

今回は紫グマや茶クマなどの色味に関しては言及せず，形態に応じた術式選択に関して述べる．

実際の下眼瞼形態に応じた治療選択のフローチャートも示す(図8)．

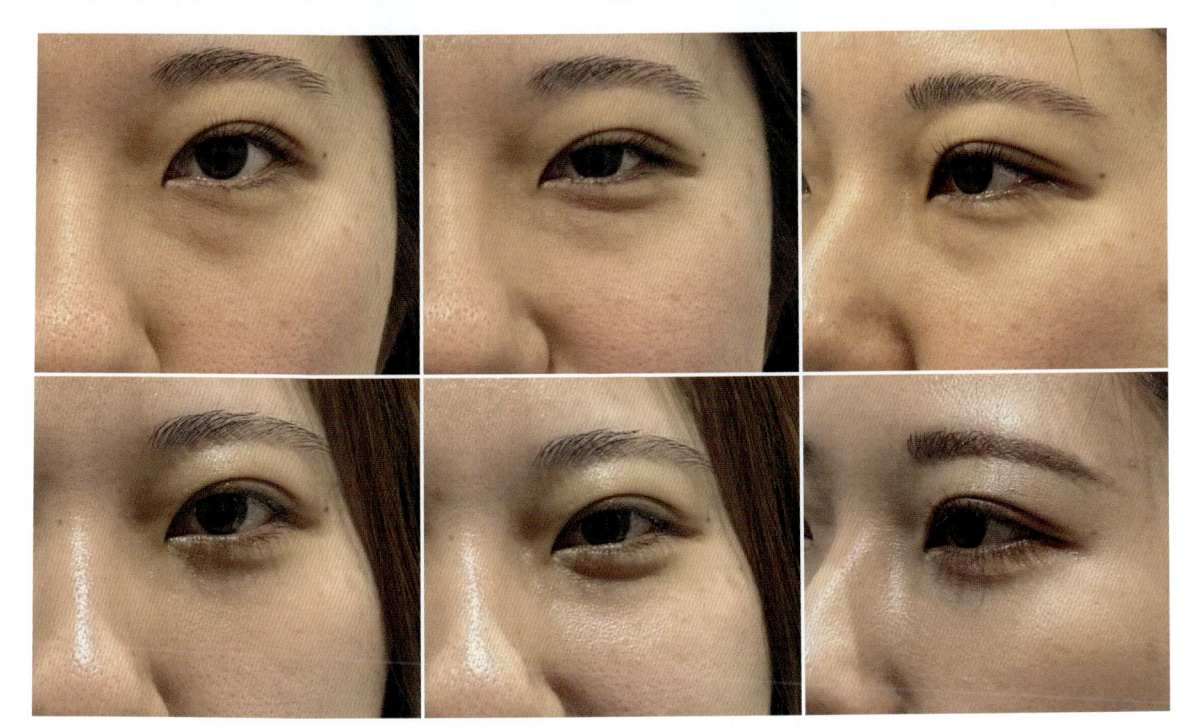

図 9. 症例 6：20 代，女性．下眼瞼脱脂術

a 〜 c：術前．目袋の膨らみが目立つパターン．Tear trough や中顔面の陥凹は見られない．下眼瞼内側の眼輪筋の透見による色味はやや存在している．

斜位（c）でも中顔面のボリュームは保たれており，tear trough は目立たない．

無表情（a）ではもちろんだが，微笑時（b）でも tear trough が目立たないことが重要だと考える．表情を作った際に tear trough ligament の強い引き込みを認める場合は，ligament release を検討する．下眼瞼脱脂術のよい適応である．

d 〜 f：術後 3 か月．目袋の膨らみが改善し，眼瞼から頬部へのなめらかな連続が見られる．微笑時（e）でも眼窩脂肪の突出は改善している．紫グマの色味はやや残る．

これも簡便なものであり必ずしもこの限りではなく，術者の経験，患者希望により決定される．クマ治療で見られる主な下眼瞼形態は以下の 4 パターンであることが多い．

① 目袋の膨らみのみが目立ち，tear trough や中顔面の陥凹がない．

② コケ，陥凹が目立つ．

③ 目袋の膨らみとその下の溝（tear trough deformity）がある．

④ ③にさらに皮膚余剰も存在する．

実際の症例で上記パターンと適応術式を述べる．

①目袋のみが目立つパターン

図 9 の症例のように，比較的若年者に多いタイプのクマである．眼窩脂肪の突出はあるが，tear trough demformity や皮膚のタルミはなく，下眼瞼脱脂術のみで改善することが多い．紫グマが混在する場合は脂肪注入が併用されることもあるが，脱脂術で眼窩脂肪の圧迫がなくなるためか，脱脂術単独で色味も改善することもあり，術後に脂肪注入を検討してもよい．Tear trough deformity，中顔面の陥凹がみられないため，ハムラ法の必要はないが，笑った際（図 9-b）に tear trough の陥凹が目立つ場合はハムラ法を行うか，もしくは脱脂術に ligament 剥離を追加した方がよい．

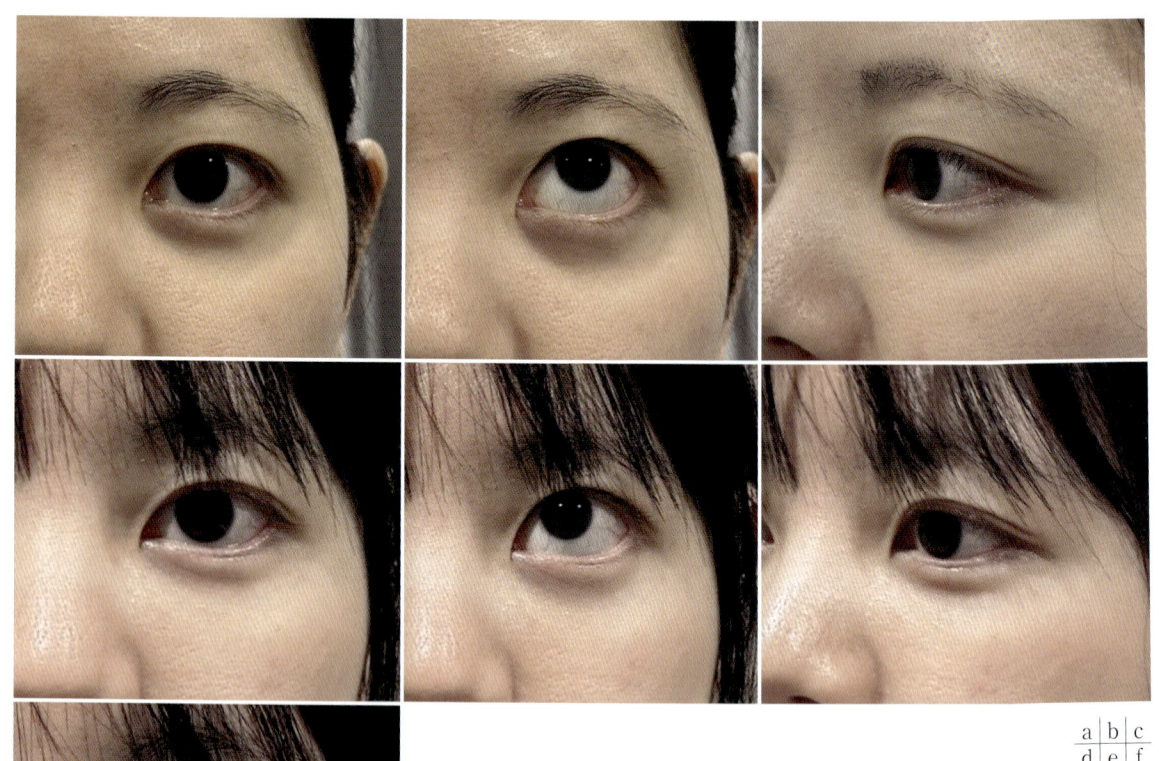

a b c
d e f
g

図 10. 症例 7：20 代，女性．脂肪注入
　a〜c：術前．下眼瞼内側から外側にかけて全体に陥凹を認め，影クマとなっている．
　　上方視(b)ではさらに陥凹が目立つ．この状態では，脱脂術やハムラ法は適応とな
　　らず，ボリュームを入れる治療が主体になる．脂肪注入のよい適応である．
　d〜g：術後 8 か月．下眼瞼全体の陥凹が軽快している．上方視(e)，微笑時(g)でも
　　陥凹は軽快しており，注入脂肪によるしこりは形成されていない．

②陥凹が目立つパターン

　目袋の膨らみが少量か，もしくはほとんどなく
下眼瞼の陥凹が目立ち，影クマとしてみられるタ
イプのクマである．

　このタイプでは，陥凹とともにやや膨らみが混
在していれば脱脂術＋脂肪注入や，ハムラ法＋脂
肪注入が行われるが，陥凹のみの場合には脂肪注
入が行われる(図10)．脱脂術後で眼窩脂肪が過量
に切除されてしまった症例で，下眼瞼全体が陥凹

して影クマが生じた場合にも脂肪注入が修正で用
いられることもよくある．

③目袋と陥凹が目立つパターン

　目袋の膨らみと，tear trough の陥凹が目立ち立
体的な構造により陰影が生じて黒クマとしてみら
れる．クマ治療で最も多いタイプのクマである．

　目袋の膨らみに対して脱脂術，陥凹に対して脂
肪注入が行われることが多く，脱脂術＋脂肪注入
というのは現在広く行われている施術で，このタ

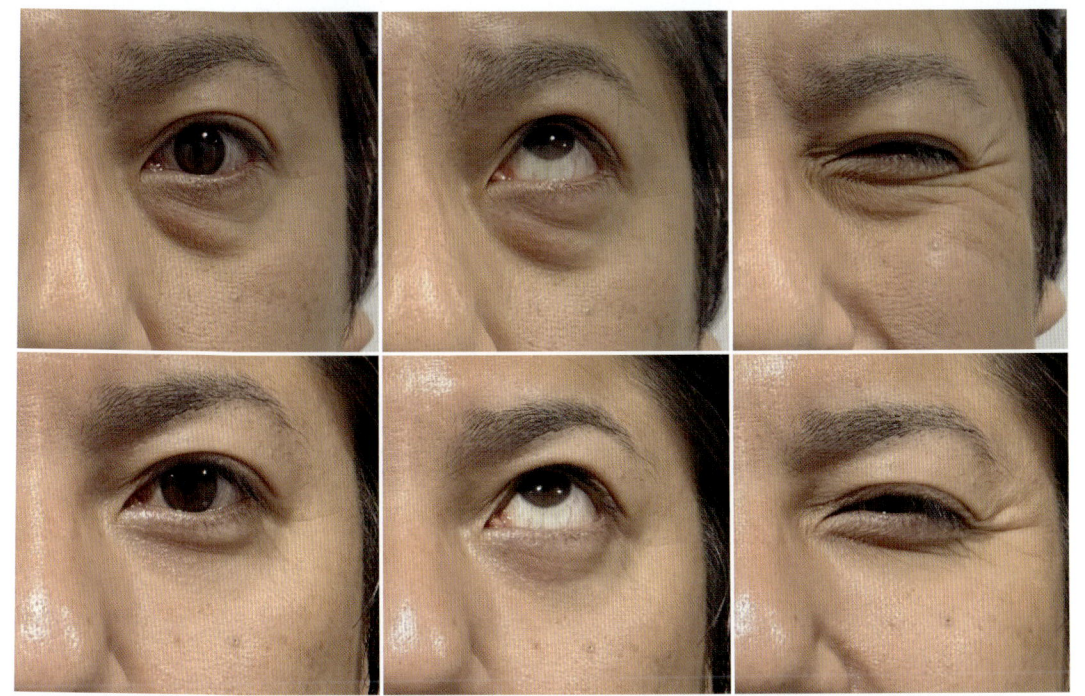

図 11. 症例 8：40 代，男性．経結膜的眼窩脂肪移動術（裏ハムラ法）

a〜c：術前．目袋の膨らみ，tear trough の陥凹が目立つ．紫クマの色味もやや認める．笑った際(c)にも tear trough の部分で陥凹が見られるため，今回は ligament をしっかりと処理できる裏ハムラ法を選択した．術者によっては本症例でも脱脂＋脂肪注入を選択されることもある．このタイプのクマでは術者の経験，技術によって，裏ハムラもしくは脱脂＋脂肪注入のいずれを選択しても問題ないことが多い．

d〜f：術後 3 か月．目袋の膨らみ，tear trough は改善して自然な涙袋が出現している．Ligament の処理，脂肪・隔膜の再配置により陥凹が改善して中顔面にボリュームが出ることで，lid-cheek junction が頭側に偏位して mid-cheek が上がったような視覚的効果も認められる．笑った際(f)の膨らみと陥凹もしっかりと改善している．

イプのクマにはよい適応であり，同時に眼輪筋の透見による紫グマにも有効であることが多い[8]．もしくは膨らみと凹みを同時に改善できる裏ハムラ法が選択されることもある（図 11）[13]．

脱脂術＋脂肪注入もしくは裏ハムラ法のいずれかが選択されるのかの明確な基準はなく，どちらを選択しても問題ない症例が多いと考えている．術者がどの術式に慣れているのか，経験を多くこなしているのかによって選択される術式が異なる．

脱脂術（もしくは裏ハムラ法）＋脂肪注入が選択されることが多いのは，紫グマが混在して色味が強い場合や中顔面の陥凹の程度が強い場合などで，ハムラ法のみでは色味の改善が乏しく，中顔面のボリュームが補いきれないと想定される症例

には脂肪注入の併用が選択されることが多い．

裏ハムラ法が選択されるのは図 5-b や図 11-c のように，笑ったり表情を作ったりした際に tear trough の強い引き込みが生じる症例である．こういった眼輪筋の過収縮，ligament の食い込みには tear trough ligament の剝離が有効であり，剝離操作が直視下に行える裏ハムラ法のよい適応である[10]．また，脂肪注入は脂肪の生着の程度に若干の不安定さがあり，しこりの形成や生着不良によるボリューム不足など，思わぬ結果となることもあるが，ハムラ法ではしこりの形成はほぼなく，ボリュームも安定して出すことができるため，筆者は好んでハムラ法を用いている．

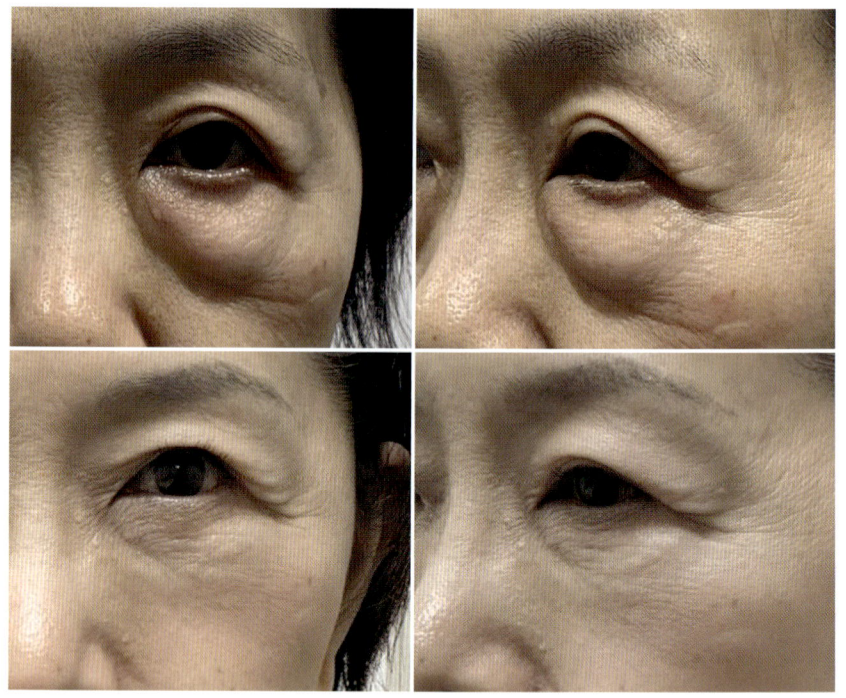

図 12. 症例 9：50 代，女性．経皮的眼窩脂肪移動術（表ハムラ法）
　a，b：術前．Baggy eyelid, tear trough, 中顔面の陥凹，皮膚弛緩が非常に
　　目立つ．脱脂術や裏ハムラ法での内部のみの処理では余剰皮膚によりシワが
　　目立ってしまうことが予想される．皮膚切除，眼輪筋の吊り上げなど，皮膚弛
　　緩・下垂に対しての処理が必要であり表ハムラ法のよい適応である．
　c，d：術後 1 年．皮膚弛緩は残るものの，baggy eyelid, tear trough, 中顔面
　　の陥凹は改善している．

④目袋と陥凹，タルミが目立つパターン

　目袋の膨らみと，tear trough の陥凹だけでなく皮膚の余剰，下垂が目立つタイプのクマであり，50 代以降に多い．皮膚の膨らみが強く弛緩・余剰が目立つ症例（図 12）や，皮膚自体に刻まれているシワが目立つ症例（図 13）など様々な場合がある．

　いずれにしてもそういった症例に安易に脱脂術のみを行うと余剰皮膚によりシワやタルミが余計に目立ってしまい，それがクマのように見られることもあるため患者が満足されないことも多い．図 12 のように目袋の膨らみや皮膚弛緩が強い症例では，眼窩脂肪の処理後の皮膚の余剰が容易に想像できるため，こういった症例では余剰皮膚の切除や眼輪筋の吊り上げを行うことができる表ハムラ法のよい適応である．

　図 12 のように眼窩脂肪のボリュームが多くなく，陥凹，皮膚のシワがメインの場合は表ハムラ法に追加して中顔面のボリュームアップ目的に

midface lift もしくは脂肪注入が併用されることが多い．どちらを選択するかは利点・欠点を考慮した上で最終的には患者と相談して決定されるべきである．表ハムラ法のリスク（外反やダウンタイムの長さなど）も考慮して，皮膚切開を行わず脱脂（もしくは裏ハムラ法）＋脂肪注入が行われることもあり，術後のシワの悪化のリスクなど，十分に説明した上で決定する．

　皮膚のシワやタルミがあっても皮膚切開を希望されない患者もおり，そういった症例でも脱脂＋脂肪注入もしくは裏ハムラ法を行いクマの形態が改善することで満足される場合も多く，切開の適応だからといって医療者が頑なに勧めるべきではない（図 14）．

修正症例

　クマ治療が世間的に一般的になりつつある印象があるが，その分，術後の修正依頼も多くなって

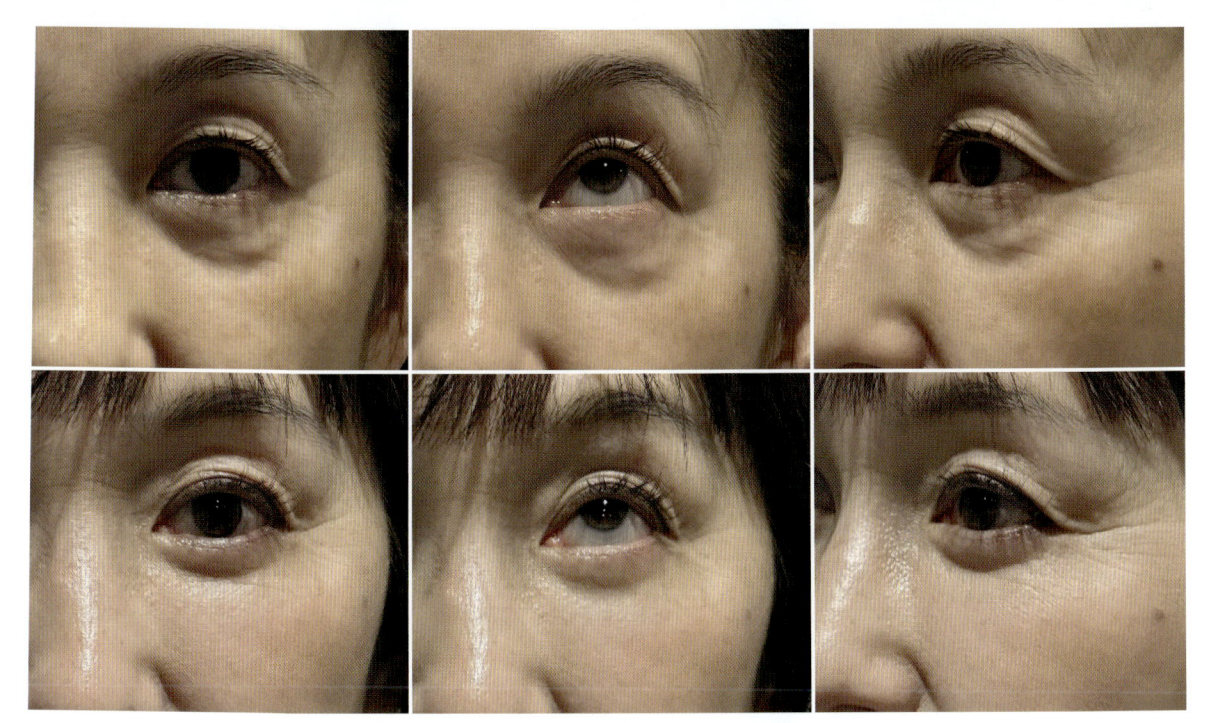

図 13. 症例 10：50 代，女性．経皮的眼窩脂肪移動術＋midface lift

a～c：術前．外側での眼窩脂肪の膨隆，下眼瞼内側から tear trough の陥凹，皮膚弛緩を認める．眼窩脂肪，tear trough，皮膚弛緩の改善は表ハムラ法のよい適応であるが，眼窩脂肪の突出は少量でありボリュームは少なくやや陥凹している．こういった場合は脂肪注入の併用，もしくは中顔面のリフトアップ(midface lift)によるボリュームの充填が望ましく，どちらを行うか悩ましく，術者の技術・経験，患者希望などによって差異がある．本症例では midface lift を併用している．

d～f：術後 3 か月．眼窩脂肪の膨隆，下眼瞼内側から tear trough の陥凹，皮膚弛緩が改善している．脂肪注入は行っていないが，midface lift により下眼瞼～頬部にかけてボリュームアップしており，かつ涙袋も形成されきれいな ogee curve となっている．

図 14.
症例 11：50 代，女性．経結膜的眼窩脂肪移動術

a，b：術前．目袋の膨らみと tear trough，皮膚のシワも目立つ．表ハムラ法などの皮膚切開を含む術式の適応であるが，リスクやダウンタイムなどを考慮して切開は希望されず，シワのリスクも十分に説明した上で裏ハムラ法を行った．

c，d：術後 2 年．目袋の膨らみと陥凹は改善しており，シワは残るが特段目立つほどではなく，下眼瞼のなめらかな形態が維持されている．患者の満足度も高い．

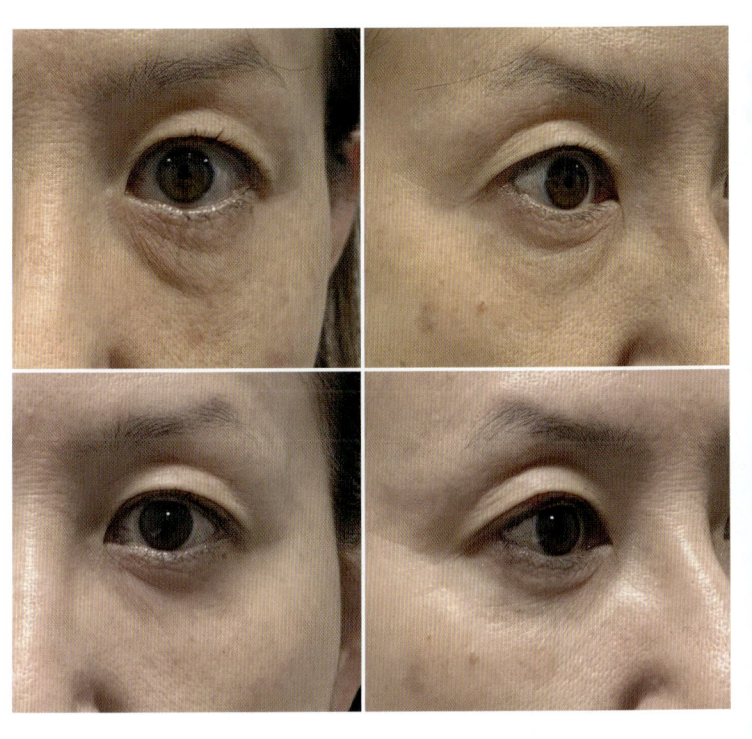

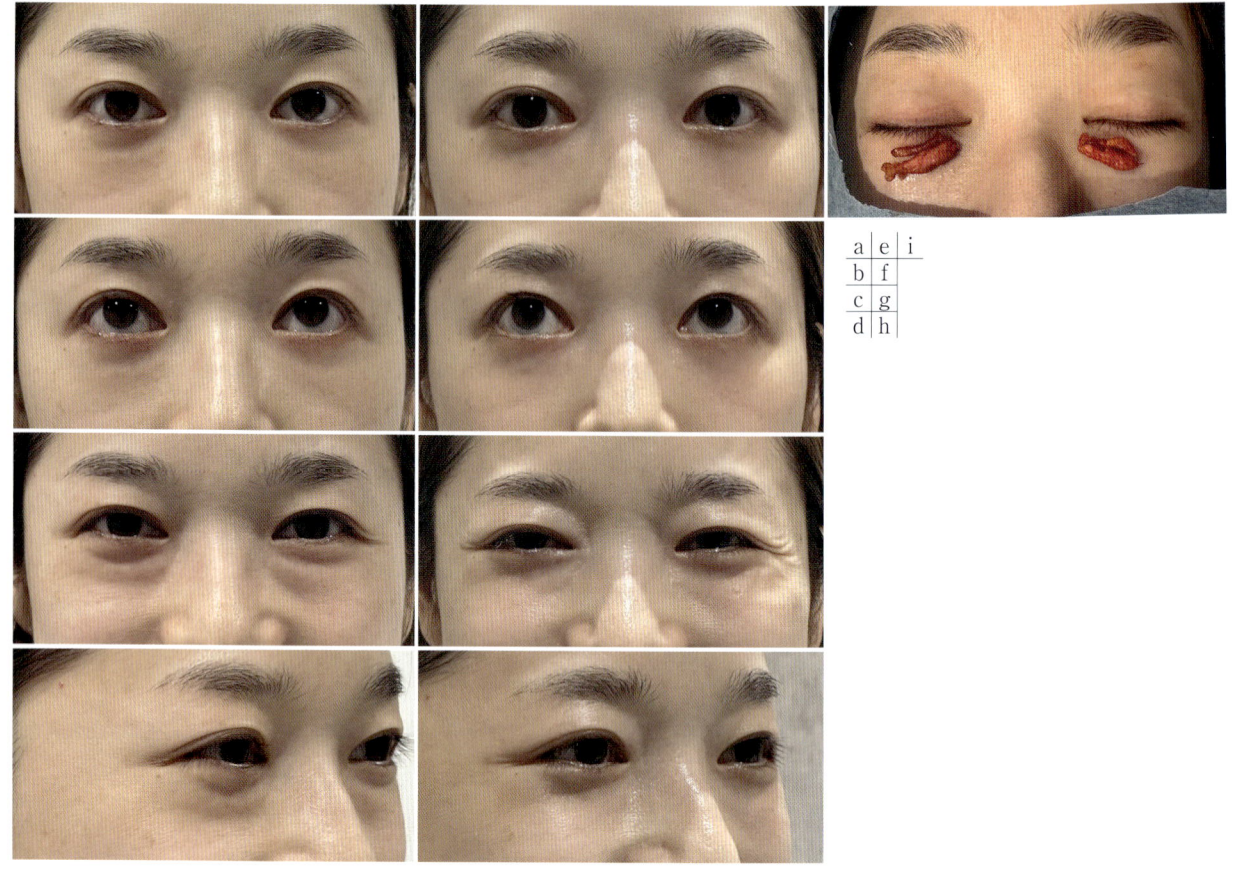

図 15. 症例 12：30 代，女性．しこり除去＋裏ハムラ法＋midface lift

a〜d：術前．無表情ではあまりしこりがわかりにくいが，笑顔など表情を作った際（c，d）に膨らみとして見られる．これは眼輪筋内など比較的浅い層に存在することで生じる膨らみである．皮膚切開によるしこり切除が一般的であるが，患者希望により皮膚切開は行わずに，経結膜切開よりアプローチした．しこり除去により陥凹が生じる可能性もあったため，裏ハムラ法に midface lift も併用した．

e〜h：術後 1 か月．術後の腫れはやや残っているが，表情を作った際（g，h）の膨らみは改善している．しこりを切除したことによる陥凹も生じていない．

i：切除された注入脂肪によるしこり

きた印象がある．特に多いのが脱脂術後の陥凹や脂肪注入（もしくは PRP＋FGF）後のしこり形成である．注入治療は他の術式に比べて手術時間が短く，ダウンタイムも短めで患者側としては比較的施術を受けやすいものである．しかし，しこりを形成した場合の修正治療はなかなか難しく，術後のリスク，ダウンタイム，金銭面など患者側に強いる負担が非常に多い．脂肪注入も広く行われている手技であるが，注入方法や加工方法には注意を払う必要がある．

実際のしこり治療に関しては詳しくは他稿に譲るが 1 例を紹介する（図 15）．

まとめ

下眼瞼形成術の適応選択に関して，特に黒クマの治療選択に関して簡便ではあるが筆者なりの考えを述べた．

近年，美容外科領域ではクマ治療の件数が非常に多くなっており，その術式も様々であるが適応外の治療がなされることも多いのが現状である．現在，最も多く行われている下眼瞼形成術は経結膜脱脂術であるが，これは若年者で tear trough が目立たず，頬のボリュームも十分にある症例に限って行われるべき施術であり，適応が限られた

術式だと筆者は考えている。適応外の患者に過剰な脱脂術が行われ，下眼瞼全体がくぼんだ印象，場合によっては sunken eye が増悪したと訴える患者を診察する機会が増えており適切な術式選択が大切である。ただ，適応が合えばダウンタイムも比較的短く，コスト的にも患者負担が少ない非常によい治療である。

下眼瞼の形態で適応となる術式を決定するが，膨らみ，陥凹，tear trough，皮膚弛緩の要素が複雑に組み合わさっていることも多く，術式選択が難しい症例も多くある。さらに適応となる術式も1つのみでなく，複数の術式が適応となることもある。特に下眼瞼脱脂術＋脂肪注入と裏ハムラ法は膨らみ，陥凹の両方を治療ターゲットとする点では同じであり，いずれを選択しても良好な結果が得られる場合が多い。どちらを選択するかは患者要素だけでなく，術者の経験によっても異なる。筆者は ligament の処理によってクマの陰影の改善だけでなく涙袋や目尻のシワ，lid-cheek junction の改善など下眼瞼全体に様々な効果が認められるハムラ法を好んで用いている[10]。

クマ治療を行う場合は，どの術式も満遍なく行えることが望ましく，単一の術式だけでは様々な患者の状態に合わせた治療提案をすることが難しい。さらに術後にシワやタルミが生じたり，陥凹が生じたりしてしまうこともあり，満足な結果が得られない場合に扱える術式が多いと修正治療も可能となる。術前に起こり得るリスクは十分に説明し，万が一，トラブルが生じた場合には，その解決方法を提示しておくのも患者とのトラブル回避には必須である。そのため，術者自身の扱える術式が少ない場合は無理に治療を勧めず，必要に応じて他の医師に紹介することも大切である。

参考文献

1) Tomlinson, F. B., Hovey, L. M.：Transconjunctival lower lid blepharoplasty for removal of fat. Plast Reconstr Surg. **56**：314-318, 1975.

2) Coleman, S. R.：Facial recontouring with lipostructure. Clin Plast Surg. **24**：347-367, 1997.

3) Loeb, R.：Fat pad sliding and fat grafting for leveling lid depressions. Clin Plast Surg. **8**：757, 1981.

4) Hamra, S. T.：The role of orbital fat preservation in facial aesthetic surgery. A new concept. Clin Plast Surg. **23**：17-28, 1996.

5) Goldberg, R. A.：Transconjunctival orbital fat repositioning：transposition of orbital fat pedicles into a subperiosteal pocket. Plast Reconstr Surg. **105**：743-748, 2000.

6) Mendelson, B., Wong, C. H.：Changes in the facial skeleton with aging：implications and clinical applications in facial rejuvenation. Aesthetic Plast Surg. **44**(4)：1151-1158, 2020.

7) Pessa, J. E., et al. Relative maxillary retrusion as a natural consequence of aging：combining skeletal and soft-tissue changes into an integrated model of midfacial aging. Plast Reconstr Surg. **102**(1)：205-202, 1998.

8) 水谷和則：【眼瞼の手術アトラス—手術の流れが見える—】経結膜脱脂と脂肪注入の組み合わせによる目の下のクマ治療．PEPARS. **171**：159-170, 2021.

9) Rohrich, R. J., et al.：The six-step lower blepharoplasty：Using fractionated fat to enhance blending of the lid-cheek junction. Plast Reconstr Surg. **139**：1381-1383, 2017.

10) Wong, C. H., Mendelson, B.：The long-term static and dynamic effects of surgical release of the tear trough ligament and origins of the orbicularis oculi in lower eyelid blepharoplasty. Plast Reconstr Surg. **144**：583-591, 2019.

11) Haddock, N. T., et al.：The tear trough and lid/cheek junction：Anatomy and implications for surgical correction. Plast Reconstr Surg. **123**：1332-1340, 2009.

12) Wong, C. H., et al.：The tear trough ligament：Anatomical basis for the tear trough deformity. Plast Reconstr Surg. **129**：1392-1402, 2012.

13) Momosawa, A., et al.：Transconjunctival orbital fat repositioning for tear trough deformity in young Asians. Aesthet Surg J. **28**：265-271, 2008.

PEPARS No.213：24-34，2024

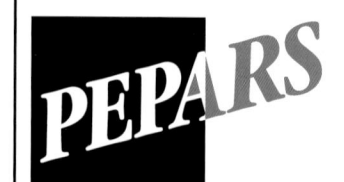

◆特集／下眼瞼の美容外科

表ハムラ法

小室 裕造*

Key Words：下眼瞼形成術(lower blepharoplasty)，ハムラ法(Hamra technique)，脂肪移動(fat repositioning)，眼輪筋オーバーラップ法(orbicularis oculi muscle overlap method)

Abstract いわゆる目のクマの治療には根治的な手術が有効である．中でも従来は切除されていた眼窩脂肪を目のクマの部分にあたる tear trough に移動させて augmentation を図るハムラ法は若々しい下眼瞼から頬部の形成に有用な方法である．筆者はハムラ法を改良した眼輪筋オーバーラップ法を用いて良好な結果を得ている．本稿では術式の詳細，合併症などについて報告する．

はじめに

近年，下眼瞼の眼窩脂肪の突出による baggy eyelids およびそれにより生じる目のクマの改善を求める患者数が増加の傾向にある．美容広告あるいは SNS での拡散により目のクマ治療が広く喧伝された影響もあるだろうが，今や顔面の美容治療の大きな柱になっている．これに対応する方法として筆者は，米国の Hamra により報告された fat repositioning の方法[1]を本邦に紹介し報告してきた[2]．現在ではハムラ法という術式名が独り歩きし，巷では経皮的なアプローチが表ハムラ，経結膜的アプローチによるハムラ法が裏ハムラと呼ばれている．批判はあるであろうが，今やハムラ法の呼称が広まっているのであえて本文中では表ハムラ法と記載する(2012 年に Aesthetic Surgery Journal 誌に発表された Stutman と Codner による Tear trough deformity に関する総説論

文[3]では経皮的アプローチの方法を Hamra technique として紹介されているのでハムラ法という呼称はあながち間違いではない．)．

表ハムラ法の手術の実際

Baggy eyelids の修正には突出した眼窩脂肪部分を平坦に戻すか，鼻瞼溝(tear trough)～頬瞼溝(lid/cheek junction)に何らかの augmentation をして全体として平坦にする方法が考えられる．前者の代表的な術式としては経結膜的眼窩脂肪切除があり，後者には眼窩脂肪を溝の部分に移動させる fat repositioning や脂肪注入術などがある．

ここでは経皮的な fat repositioning について述べる．本法は眼窩隔膜を開放したのち，従来は切除していた眼窩脂肪を有茎の形で鼻瞼溝部分へ移動させるもので Loeb が報告した[4]．その後 Hamra が鼻瞼溝から瞼頬溝まで全体に移動させる方法を報告した[1]．筆者はこれらの方法を発展させた眼輪筋オーバーラップ法を考案し行っている[5]（図1）．適応は中高年以上で皮膚のタルミが目立つ症例となる．

* Yuzo KOMURO，〒173-0003 東京都板橋区加賀 2-11-1 帝京大学形成外科，主任教授

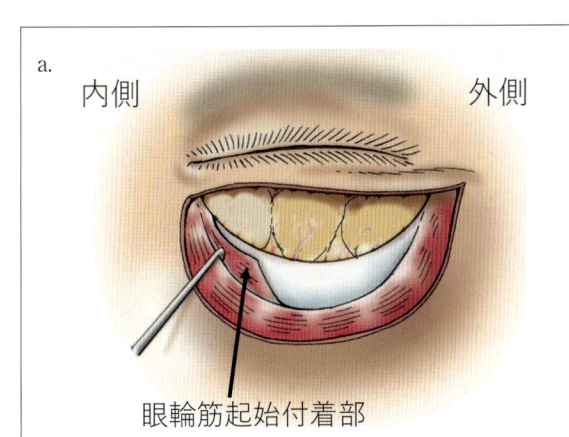

a.

内側　　　　　　　　外側

眼輪筋起始付着部

b.

眼輪筋内側端
の切離

眼輪筋を上顎骨より剥離・挙上

眼窩隔膜切開

c.

眼窩脂肪の移動・固定

d.

眼窩脂肪上へ眼輪筋をオーバーラップ

図 1.
眼輪筋オーバーラップ法
ハムラ法に準じて fat repositioning を行った後，挙上した眼輪筋弁を眼窩脂肪上にオーバーラップさせ眼窩隔膜と縫合する．

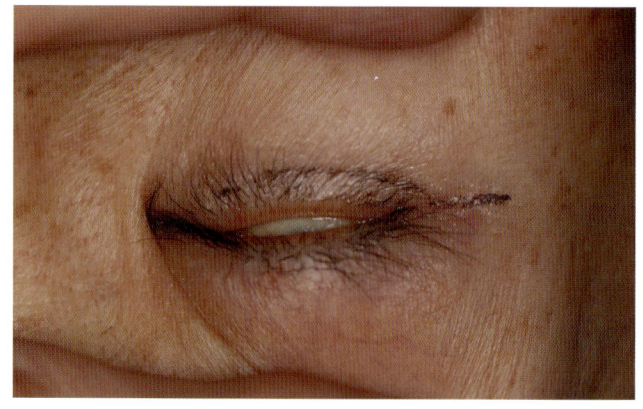

図 2.
術前のデザイン
下眼瞼縁は睫毛のぎりぎりで毛根を損傷しない位置で，外眼角部は 7〜8 mm の横切開のデザインとする．

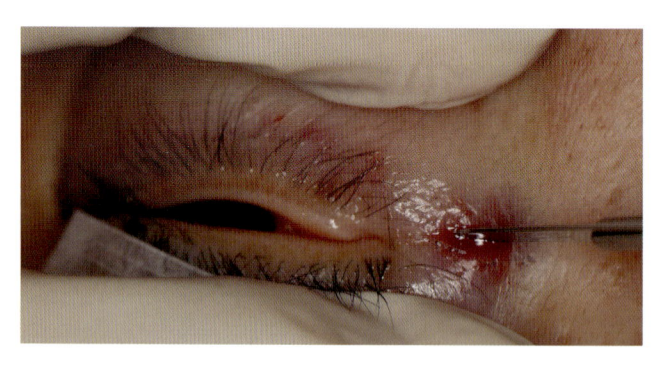

図 3.
外眼角部を 15 番メスで切開する．

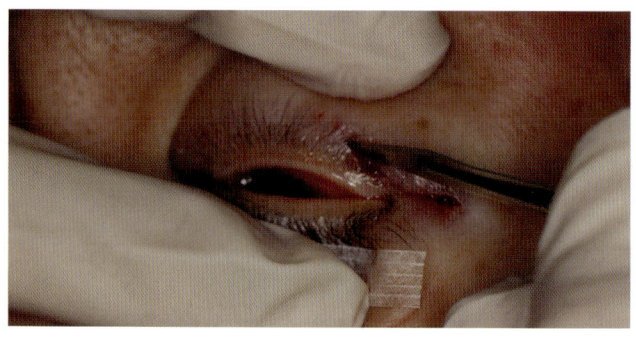

図 4.
睫毛下を 11 番メスの刃を上向きにして切開する．

1．デザイン

睫毛生え際に沿って毛根を損傷しないラインに切開線をデザインする．外側はシワに沿って外眼角部から 7〜8 mm 程度外側へ皮切線を延ばす（図 2）．睫毛下皮切と外眼角部の皮切のなす角を鋭角にすると術後拘縮の原因になるので，できるだけ水平に近いラインとなるようにする．

2．皮膚切開・剝離

外眼角部は 15 番メスで切開し（図 3），下眼瞼は 11 番メスで刃先を上に向けて切開する（図 4）．瞼縁に 5-0 ナイロン糸でトラクションスーチャーをかけ頭側に引き上げる．皮下を 5〜6 mm 剝離した後，眼輪筋下へアプローチし skin-muscle flap を眼窩下縁まで挙上する（図 5，6）．眼窩下縁に到達したらさらに，内側では上顎骨に強固に付着している眼輪筋の起始部を剝離し筋肉弁の形で挙上する[6]．尾側に挙上を進めると上唇挙筋および内側に上唇鼻翼挙筋が確認できる（図 7）．挙上した眼輪筋弁の緊張が強い場合は内側端を切離して減張する．外側では頬骨骨膜上で眼輪筋下脂肪（suborbicularis oculi fat；SOOF）を剝離する．剝離においては眼窩中央で比較的太い静脈が立ち上がってくることが多いのでこれを確実に止血する．内側の剝離を広範囲に拡げる場合は眼窩下神経の損傷に留意する．

3．眼窩脂肪の移動，固定

眼窩下縁に近い部位で眼窩隔膜を切開し（arcus marginalis release）（図 8），まずは中央部分で中央

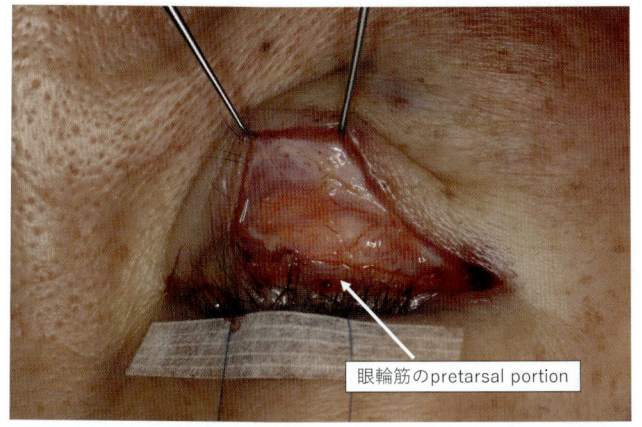

図 5.
まず皮下剥離を5〜6 mm 行い，眼輪筋の pretarsal portion を残し眼輪筋下に入り階段状の皮膚—筋肉弁として眼窩下縁まで眼窩隔膜上を剥離する.

眼輪筋のpretarsal portion

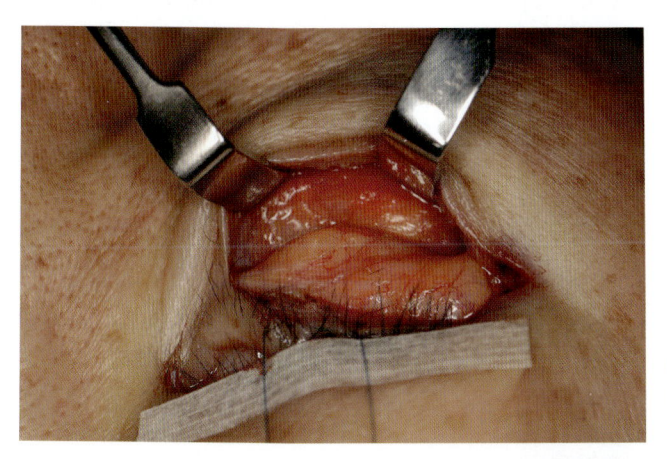

図 6.
眼窩下縁まで剥離が終了した状態

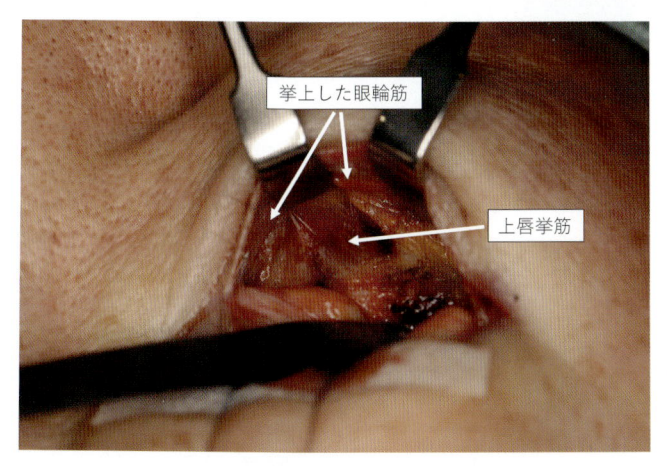

挙上した眼輪筋

上唇挙筋

図 7.
内側では眼輪筋起始部を上顎骨から剥離し，外側では骨膜上に眼輪筋下脂肪（SOOF）を剥離する. 内側では上唇挙筋が確認できる.

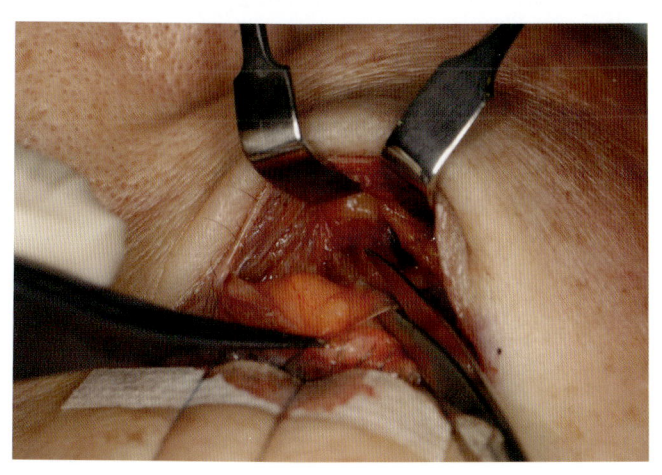

図 8.
眼窩下縁に近い部位で眼窩隔膜を切開する（arcus marginalis release）.

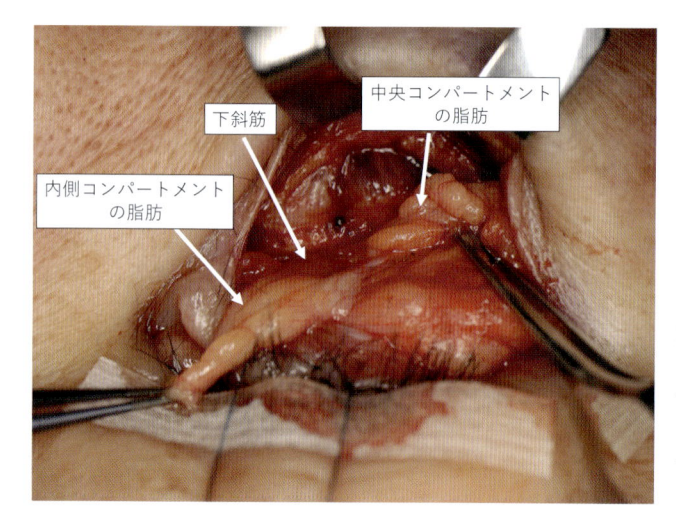

図 9.
眼窩脂肪を引き出す.
内側と中央のコンパートメントの間には下斜筋が存在するのでこれを損傷しないよう気をつける.眼窩脂肪量が多い症例では中央および外側の眼窩脂肪を適宜切除する.

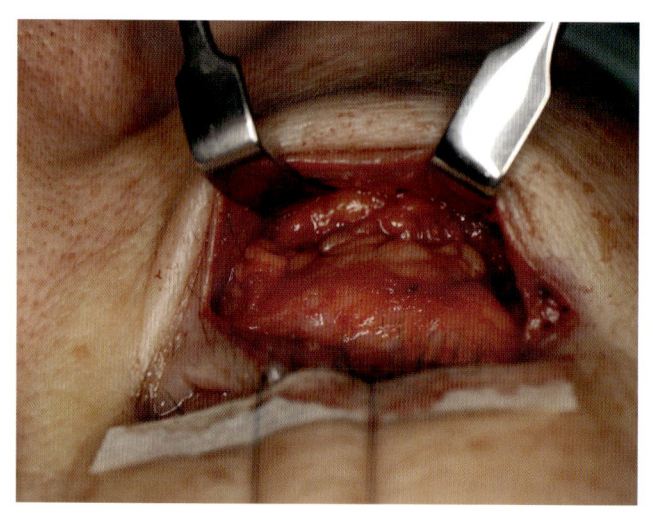

図 10.
眼窩脂肪を上顎骨,頬骨前面に作成したポケットの底部に縫合する.

のコンパートメントの脂肪を引き出す.次いで内側のコンパートメントの脂肪を引き出す.内側の脂肪は中央の脂肪に比べ白色を呈しやや硬いので容易に区別がつく.内側と中央のコンパートメントの脂肪の間には下斜筋が存在するのでこれを損傷しないよう,周囲を剥離して十分脂肪が引き出せるようにする(図9).外側の lid/cheek junction が目立たない例では内側と中央の脂肪の処理だけでよいが,外側まで脂肪が多い症例では arcuate expansion を切離して外側の脂肪も引き出す.脂肪量が多い症例では中央と外側のコンパートメントの脂肪を一部切除する.内側のコンパートメントの脂肪は切除することなく tear trough を充填するのに用いる.引き出した脂肪は剥離して作成

したポケットの底部に 5-0 のモノフィラメント吸収糸(モノスティンガー® や PDS II ®)で縫合する(図10).通常内側のコンパートメント 1 か所,中央から外側のコンパートメント 2〜4 か所固定する.視野が悪い場合や深部まで脂肪を移動させたいときにはカテラン針を用いた needle-guided thread induction method を用いるとよい(図11).Pull-out suture で脂肪を固定する方法もあるが,頬に引き出した糸をテープでとめる必要があり美容の患者では適応しにくい.

4.眼輪筋のオーバーラップ

内側では上顎骨から剥離した眼輪筋を移動させた眼窩脂肪上にオーバーラップさせ眼窩隔膜と 2〜3 か所 6-0 モノフィラメント吸収糸(モノス

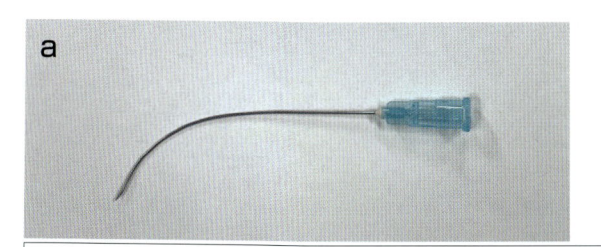

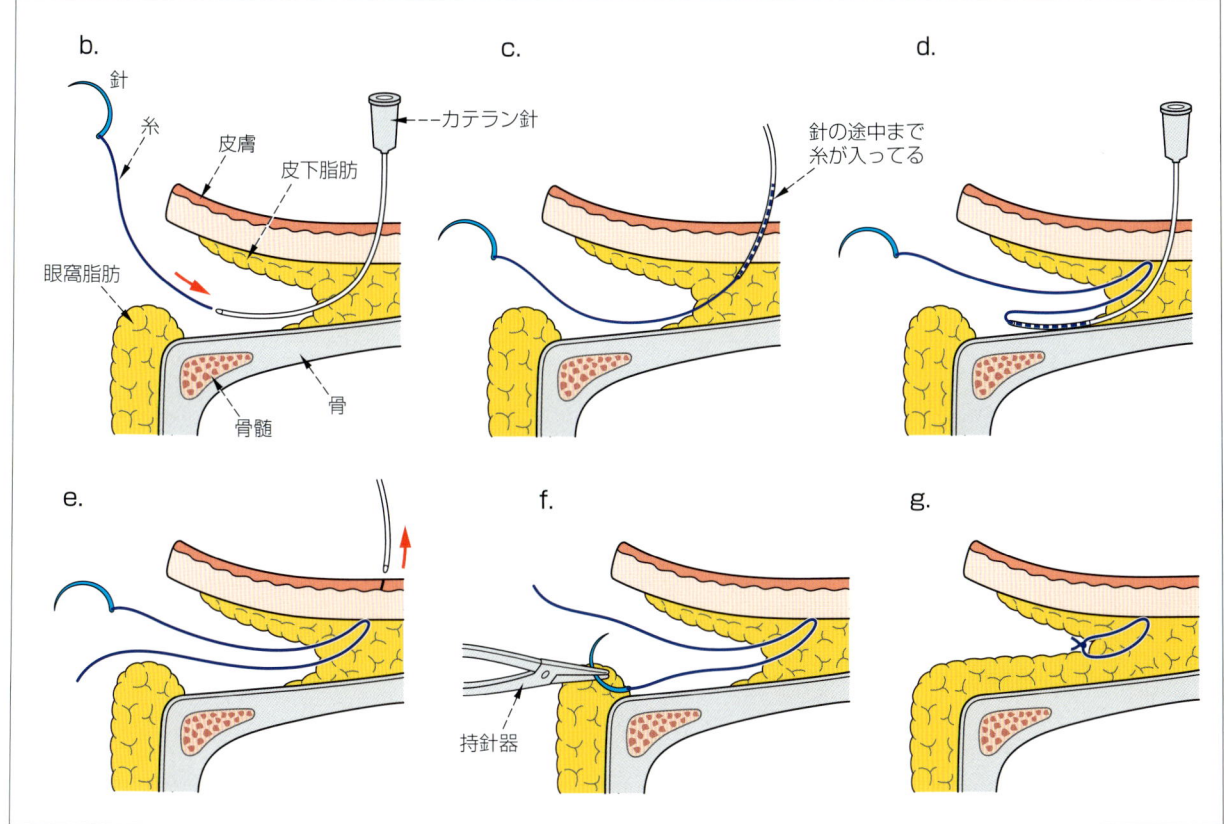

図 11. Needle-guided thread induction method

a：23 G のカテラン針をペアンで J 字型に曲げる．

b：カテラン針を頬部に作成したポケットよりも下方の皮膚側から刺入して眼瞼側に
　出す．針付き 5-0 モノフィラメントの吸収糸の針のついていない切り口側をカテラ
　ン針内に誘導し 4〜5 cm 進める．

c：カテラン針を真皮直下まで引き戻す．

d：カテラン針の方向を変えて再度眼瞼側に導出させる．真皮に糸がかかるとディン
　プルになるので気をつける．

e：カテラン針内の糸を引き出したのち，カテラン針を皮膚から引き抜く．

f：5-0 モノフィラメント糸の針で眼窩脂肪を刺入しポケット内で縫合する．持針器
　はペンホルダー型のものを用いると深部での結紮操作が行いやすい．

g：眼窩脂肪の縫合が終了した状態

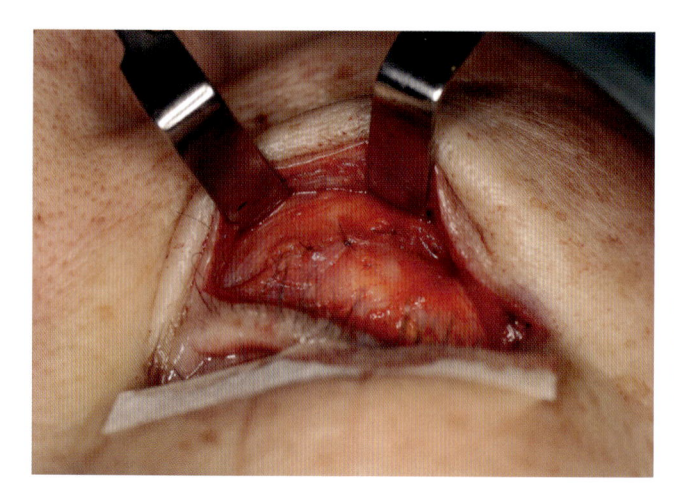

図 12.
眼輪筋オーバーラップ法
内側で挙上していた眼輪筋弁を移動させた眼窩脂肪上にオーバーラップさせ眼窩隔膜と縫合する.

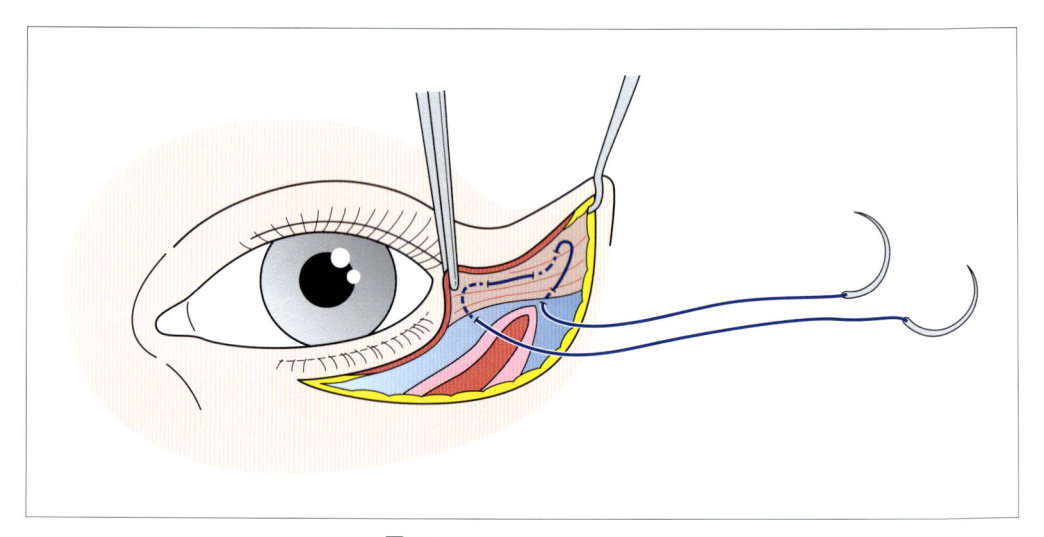

図 13. Lateral canthopexy
外眼角部で瞼板周囲の結合組織と眼窩外側の骨膜を 5-0 モノフィラメント吸収糸で縫縮する.

ティンガー®や PDS II®)で縫合する.この操作により眼輪筋も引き上げられ,より平坦な下眼瞼を作成することが可能である(図 12).

5.下眼瞼の引き締め

下眼瞼の弛緩を伴い術前の pinch test や snap back test が陽性の場合,何らかの引き締めをしないと容易に眼瞼の退縮や外反をきたす.通常は外眼角部では瞼板または瞼板に付着する線維組織(lateral retinaculum)に糸をかけ外眼角部の骨膜もしくは外眼角靱帯に縫着させる lateral canthopexy を行う(図 13).ただし,眼球突出が強い negative vector を呈する症例では canthopexy により下眼瞼が尾側にスリップして三白眼や外反に

なることがあるので引き締めの方向,強さには細心の注意が必要である(図 14).

一方こうした外眼角部での引き締めを行うと外眼角が鈍角となった,つり目になった,引きつれた目になった,目が小さくなったなどの訴えが出ることがある.最近は症例によっては瞼板を眼瞼の中央よりやや外側でホームベース型に切除する Kuhnt−Szymanowski 変法を用いることもある.基本的に本術式は表ハムラ法によって生じた外反の修正に用いていたが,表ハムラ法と同時に行うことで外眼角部の形態を崩すことなく引き締めが得られる(図 15).

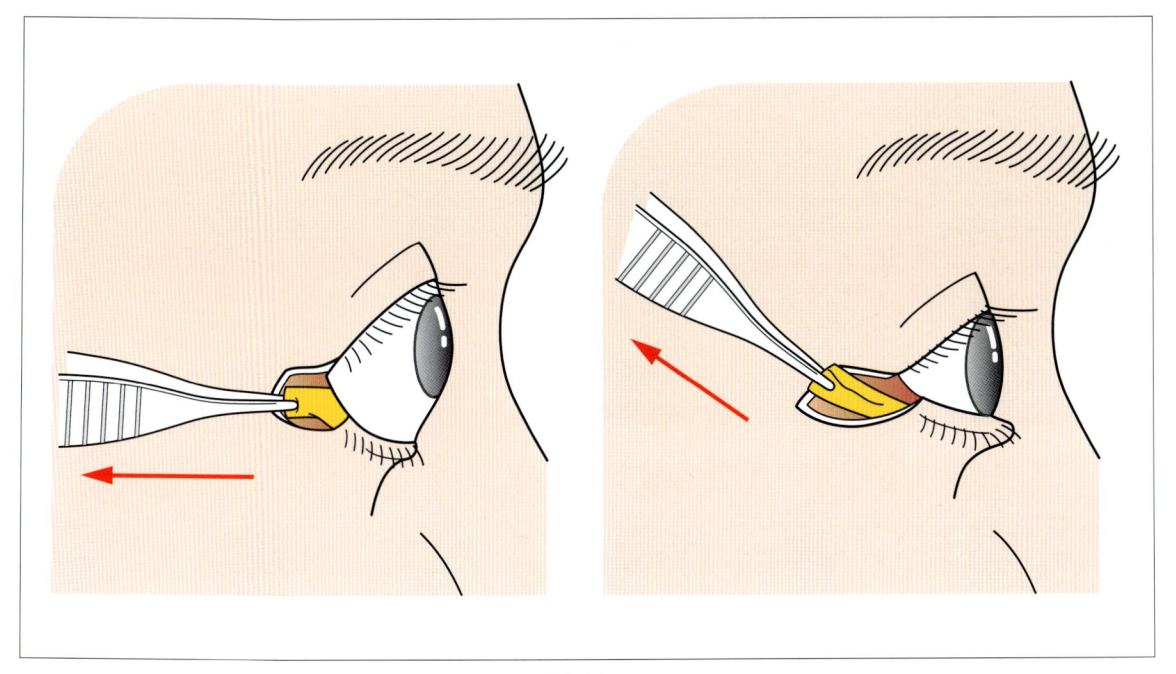

図 14.
眼球突出傾向のある症例では canthopexy により下眼瞼が下方にスリップし三白眼や
外反を引き起こすので注意が必要である.

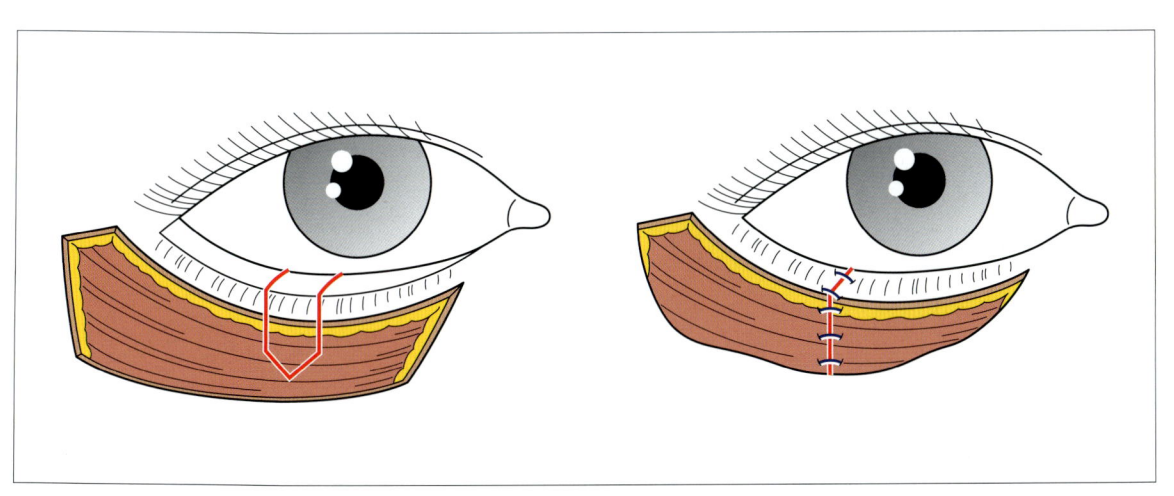

図 15.
高齢者で下眼瞼の弛緩が高度な症例では同時に眼瞼をホームベース型に切除する
Kuhnt‒Szymanowski 変法を用いることもある.

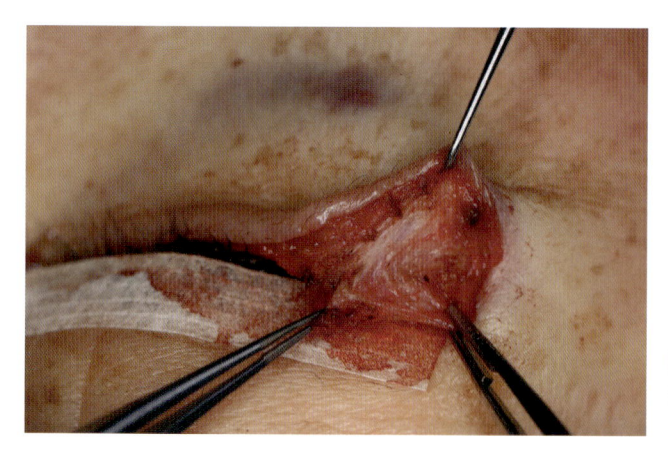

図 16.
外側で眼輪筋弁を剝離挙上する.

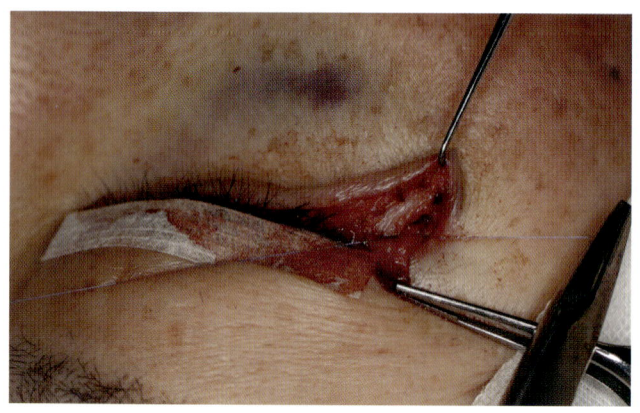

図 17.
眼輪筋弁を頭側の深部軟部組織に縫合する.

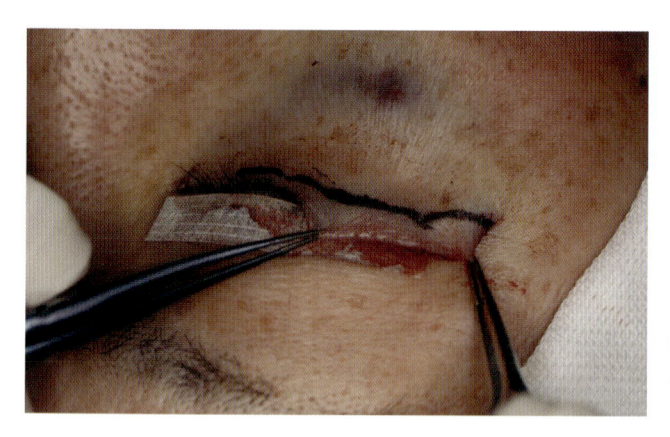

図 18.
重なり合う余剰皮膚を切除する.

6．眼輪筋の引き上げ

外側で眼輪筋を皮膚から剝離して眼輪筋弁を作成し(図16)，頭側に引き上げ外眼角の頭側の皮下に固定する(図17).

7．余剰皮膚切除

外眼角部の引き締め，眼輪筋の引き上げにより皮膚が頭側へ移動するので，オーバーラップした部分を切除する．皮膚切除量は症例により異なるが外側で幅5〜6 mm 以下にしておいた方が安全である(図18).

8．皮膚縫合

6-0 のモノフィラメント吸収糸で外眼角部に真皮縫合を 1 か所行ったのち，7-0 ナイロンで皮膚縫合を行う．外眼角部は結節縫合を3〜4針行い，下眼瞼縁は連続縫合とする(図19).

合併症

・皮内出血

皮内出血により下眼瞼が紫色を呈する．個人差があるが，2〜3週間かけて緑色から黄色へ退色し

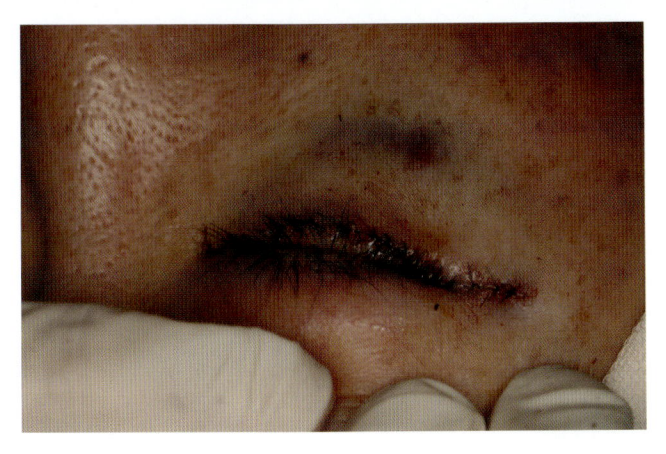

図 19.
縫合終了時の状態

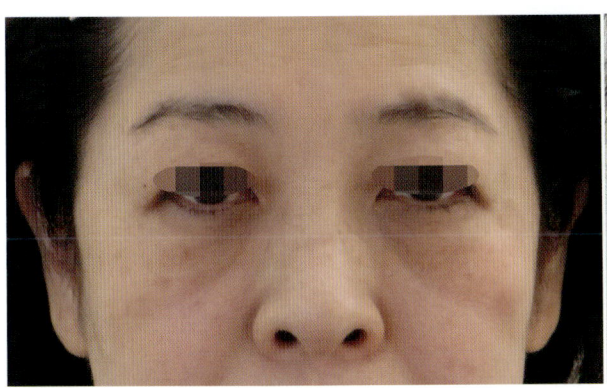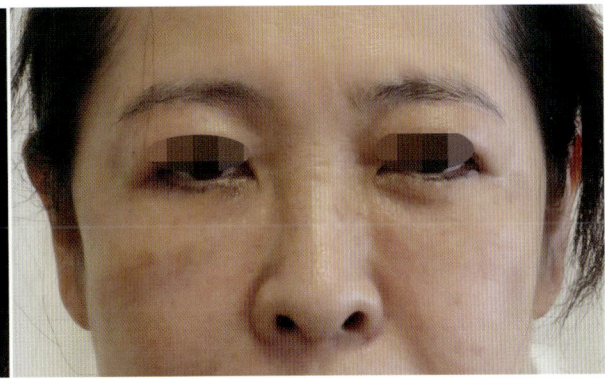

a | b

図 20. 症例：58 歳，女性
　　a：術前の状態
　　b：術後 3 か月の状態．Tear trough から midcheek junction の陥凹が改善した．

ていく．最近は抗凝固薬や抗血小板薬を内服している患者が多いので問診で確認しておく必要がある．

●結膜浮腫

球結膜の浮腫により凹凸を呈する．個人差があるが目立つ場合はステロイドの点眼薬を処方する．

●流　涙

術後 2〜3 週間流涙の訴えがあることが多い．

●下眼瞼の拘縮

術後，下眼瞼の引きつれ感の訴えがあるが，ほとんどの症例で 2〜3 か月待機していれば拘縮は改善してくる．眼窩脂肪の下眼窩縁への固定が強すぎたり，皮膚をとりすぎると三白眼から場合により下眼瞼の外反を呈することがある．特に眼瞼が球結膜から浮くと患者は著しい苦痛を訴えるので注意が必要である．

●外眼角部の変形

皮膚切開で下眼瞼の睫毛下切開線と外眼角部の切開線がなす角が鋭角になると外眼角が鈍となり丸みを帯びることがある．また canthopexy が強すぎると目が吊り上がった，眼裂横径が小さくなったなどの訴えにつながる．

症　例

58 歳，女性

Tear trough から midcheek junction へつながる陥凹変形を主訴に受診した．

眼輪筋オーバーラップ法による fat repositioning を行った．術後 3 か月の時点で tear trough だけでなく midcheek junction の改善も得られている（図 20）．

まとめ

　下眼瞼の tear trough deformity に対する表ハムラ法および眼輪筋オーバーラップ法による手術について概略を述べた．本手術は中年以降で皮膚のタルミも目立つ症例が適応になる．下眼瞼手術では下眼瞼外反を生じさせないことが最も重要である．

参考文献

1) Hamra, S. T. : Arcus marginalis release and orbital fat preservation in midface rejuvenation. Plast Reconstr Surg. **96** : 354-362, 1995.
　Summary　いわゆるハムラ法の原著．実際には deep plane facelift の一部として紹介されたものである．
2) 小室裕造，井上雅博：Hamra 法による lower blepharoplasty の経験．形成外科．**43**：277-282,
2000.
3) Stutman, R. L., Codner, M. A. : Tear trough deformity : Review of anatomy and treatment options. Aesthet Surg J. **32**：426-440, 2012.
　Summary　最近の下眼瞼形成術の方法についてわかりやすくまとめられている．
4) Loeb, R. : Fat pad sliding and fat grafting for leveling lid depressions. Clin Plast Surg. **8**：757-776, 1981.
　Summary　それまで切除されていた眼窩脂肪を tear trough の陥凹の重点に用いるという方法．ハムラ法のコンセプトの原点はここにある．
5) Komuro, Y., et al. : Use of a novel orbicularis oculi muscle overlap method for correction of tear-trough deformity. Aesthetic Plast Surg. **38**：648-652, 2014.
6) Haddock, N. T., et al. : The tear trough and lid/cheek junction : anatomy and implications for surgical correction. Plast Reconstr Surg. **123**：1332-1340, 2009.

PEPARS No.213：35-46, 2024

◆特集／下眼瞼の美容外科

表ハムラ+α法

前多　一彦*

Key Words：下眼瞼のタルミ(baggy eyelid)，下眼瞼形成術(lower blepharoplasty)，ハムラ法(Hamra method)，眼窩隔膜弁(orbital septum flap)，涙袋形成(tear bag plasty)，外側骨膜固定(lateral canthopexy)

Abstract　　近年，「目の下のクマ専門」を謳うクリニックが巷に氾濫している．目の下のクマの多くは膨らみやタルミが原因であり，改善には手術治療が第1選択となる．ただ，経結膜下脱脂術が有効な症例には限界がある．膨らみやタルミが大きい場合や皮膚の弾力性が失われた40代以降では，皮膚切除を伴う通称「表ハムラ法」が必要となる．一般的なハムラ法には経皮(表)と経結膜(裏)があり，ともに眼窩脂肪を縫合固定するため異物感や外反の原因となる．そこで，筆者は眼窩隔膜のみを剝離挙上し内側では眼窩下縁を越え上顎骨に付着する眼輪筋上から骨膜に固定し，立位で眼窩脂肪が眼窩下縁を越え隔膜下に充填するよう眼窩脂肪に自由度を与えている．これにより，外反リスクの軽減と眼輪筋を剝離せず tear trough の改善が可能である．同時に，涙袋形成と外側骨膜固定を行い理想的なオージーカーブの作成が可能な，「表ハムラ+α法」を約20年前から行っている．

はじめに

　加齢による下眼瞼の膨らみ(baggy eyelid)の原因は眼窩脂肪の herniation[1]と考えている．それにより，過剰にはみ出た眼窩脂肪が通称「目袋」を形成し，大きな目袋の症例ほど，眼窩下縁付近の眼窩隔膜に菲薄化を認める．さらに，周囲の皮膚軟部組織の下垂に伴う tear trough を含めリガメント付着部の凹み変形が一般的な「クマ」を強調している．そのため，目袋の改善にはヘルニア門の閉鎖と隔膜の再建が必須であり，凹みによるクマの改善には眼窩脂肪の移動[2]や充填による tear trough deformity の改善やSOOF(sub orbicularis oculi fat)のリフト操作が必要となる．

手術コンセプト

　下眼瞼形成術においてハムラ法はよく知られている．1995年[3]の報告(図1)では眼窩隔膜を一部切除し，眼窩脂肪を眼窩下縁より下方に引き出し骨膜に固定している．さらに，1998年[4]の報告(図2)では眼窩隔膜は切除せず眼窩脂肪とともに下方に引き出し骨膜に固定する術式に変更している．この通称「表ハムラ」[5]~[8]だけでなく経結膜的にアプローチする通称「裏ハムラ」[10]~[12]においても，眼窩脂肪は必ず骨膜に縫合固定されている．ただ，眼窩脂肪の過剰な牽引は外反の原因となり，その縫合固定部は凹凸や異物感の原因となる．

　「眼窩脂肪の縫合固定は本当に必要か？」その疑問から，筆者は眼窩隔膜のみを一面で剝離挙上し骨膜に縫合固定することで眼窩脂肪に自由度を与える術式を，約20年前から行い改良を重ねてきた．眼窩隔膜の再建により眼窩脂肪ヘルニアを改

* Kazuhiko MAEDA，〒060-0005　札幌市中央区北5条西2-5 JRタワーオフィスプラザさっぽろ15F　聖心美容クリニック札幌院，院長

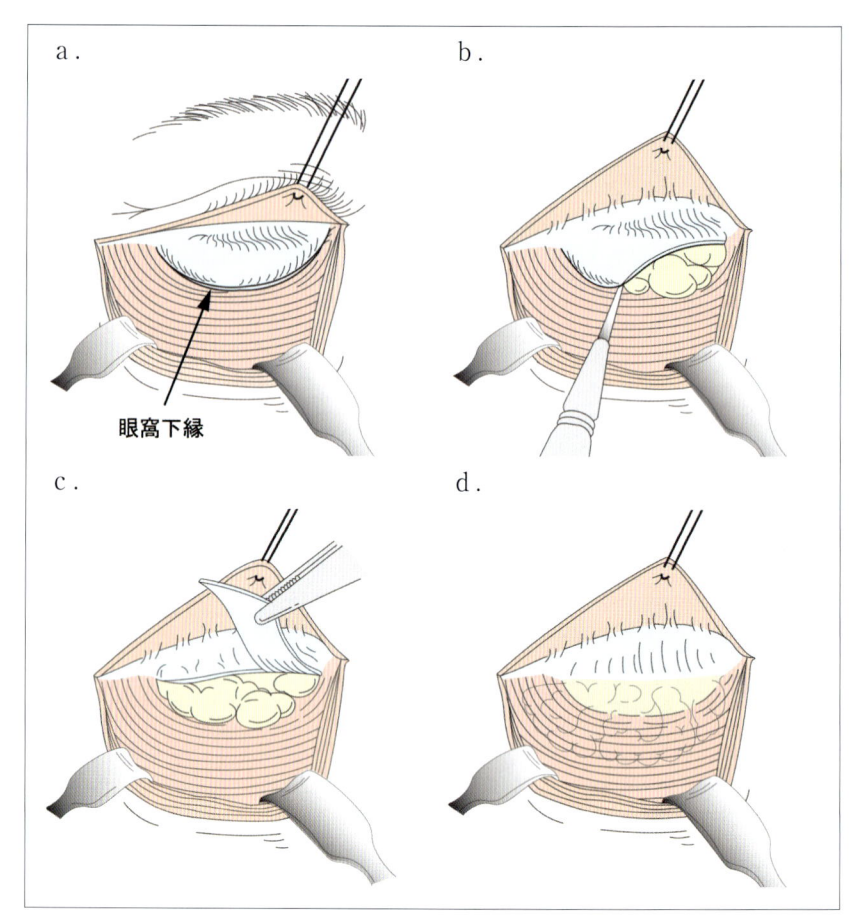

図 1. ハムラ法(1995 年)

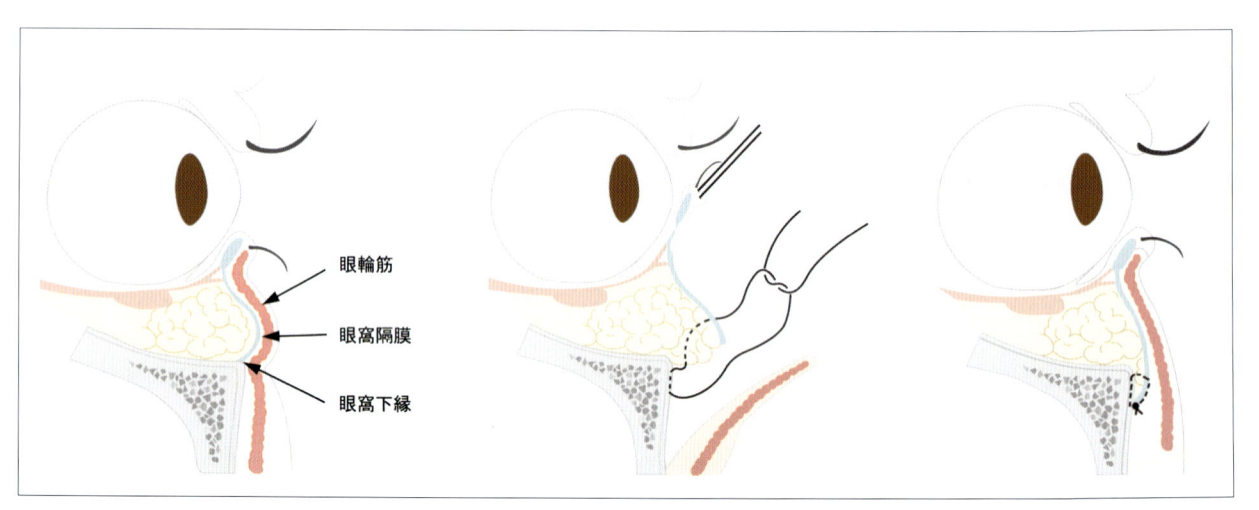

眼輪筋

眼窩隔膜

眼窩下縁

図 2. ハムラ法(1998 年)

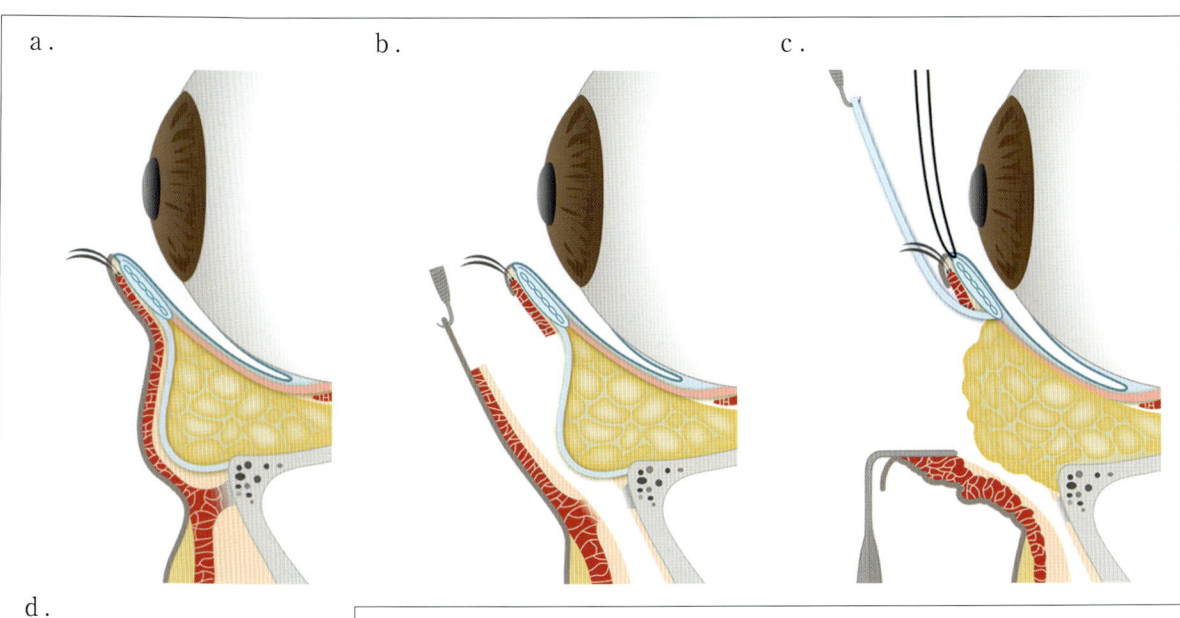

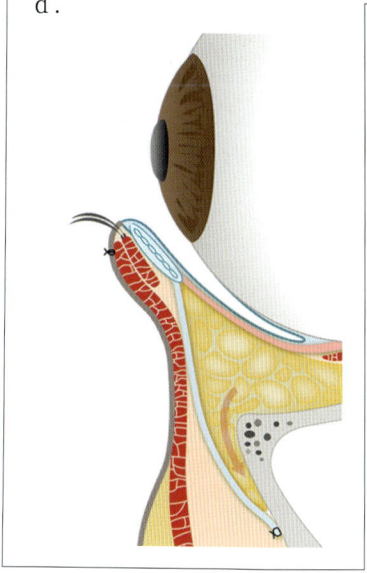

図 3.
表ハムラ＋α法のシェーマ
　a：瞳孔中心線の矢状断シェーマ
　b：瞼板部眼輪筋を約5 mm 残し眼輪筋下で眼窩隔膜を露出し，眼窩下縁から約20 mm 尾側まで，上顎骨骨膜上の SOOF 内を鈍的剝離する.
　c：眼窩下縁部で隔膜を切開し，眼窩隔膜のみを頭側へ剝離挙上する.
　d：下方に牽引した眼窩隔膜のみを SOOF の一部も含め骨膜に縫合固定する. 立位で眼窩脂肪は眼窩下縁を越え隔膜下に充填される.

善するだけでなく，内側では tear trough を越えて上顎骨に強固に付着する眼輪筋[13]の上から骨膜に縫合固定する. それにより，眼窩脂肪を牽引し縫合固定しなくても立位で眼窩脂肪が眼窩下縁を越えて隔膜下に充填される. Tear trough deformity の原因である上顎骨に強固に付着する眼輪筋上にも充填されるため，tear trough deformity の改善に眼輪筋オーバーラップ[6)7)]なども不要である. また，あえて眼窩下縁から骨膜直上での剝離は行わず眼輪筋下で SOOF 内を鈍的に剝離する. 内側から中央で隔膜固定の際に SOOF の一部を含めて縫合することで中顔面のリフト効果も得られる. さらに，眼輪筋の重層による涙袋形成と外側骨膜固定により理想的なオージーカーブを作成する. 筆者は，これらの術式を「表ハムラ＋α法」[9]として行っている（図3，4）.

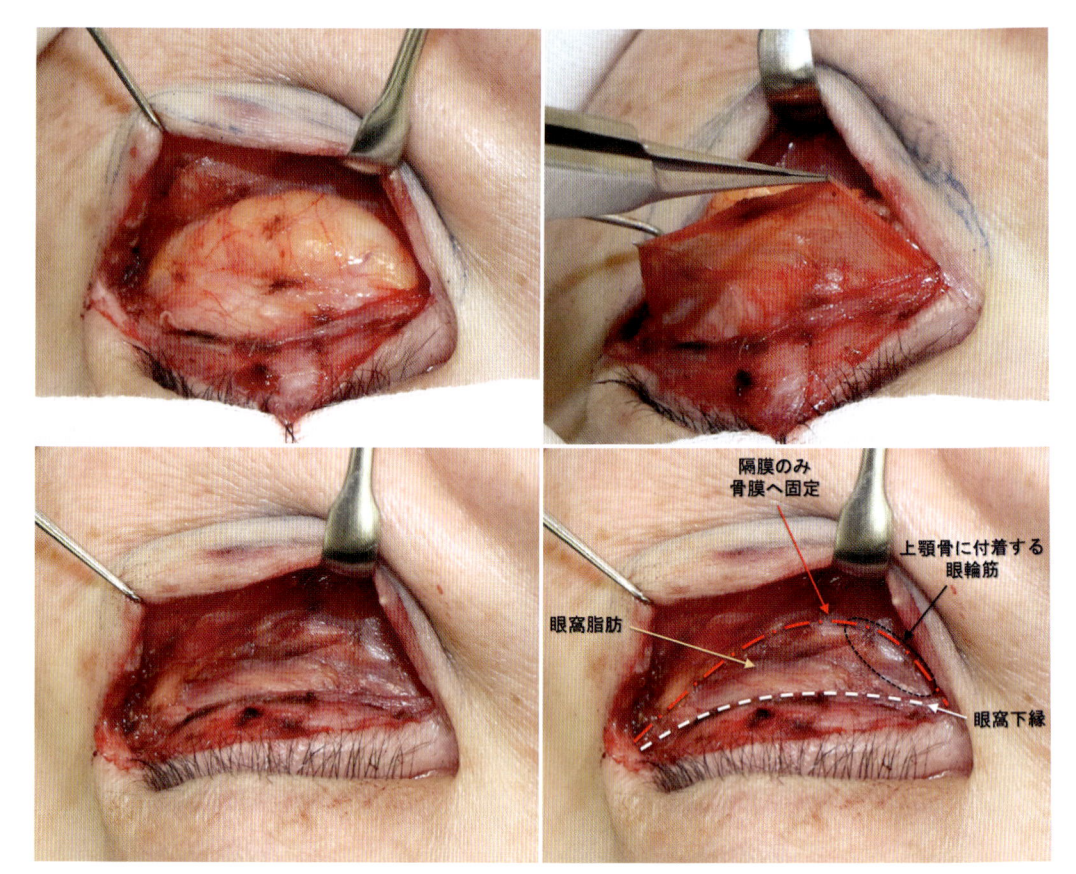

図 4. 表ハムラ＋α法の術中所見（症例 1 と同一症例）

a	b
c	d

a：眼窩下縁側の隔膜の菲薄化による「眼窩脂肪ヘルニア」の状態
b：眼窩下縁部で隔膜を切開し，眼窩隔膜のみを 1 枚の面として剝離挙上する．
c：眼窩隔膜のみ下方に牽引し，内側は tear trough を越え骨に付着する眼輪筋上から，中央は最大限下方に牽引し SOOF の一部を含め，外側はほぼ眼窩下縁部の骨膜に縫合固定する．
d：c の図解説明．眼窩脂肪を縫合固定しなくても，立位や眼球を軽く押すと眼窩脂肪が眼窩下縁を越え隔膜下（内側は tear trough deformity の原因となる眼輪筋上）に充填される．

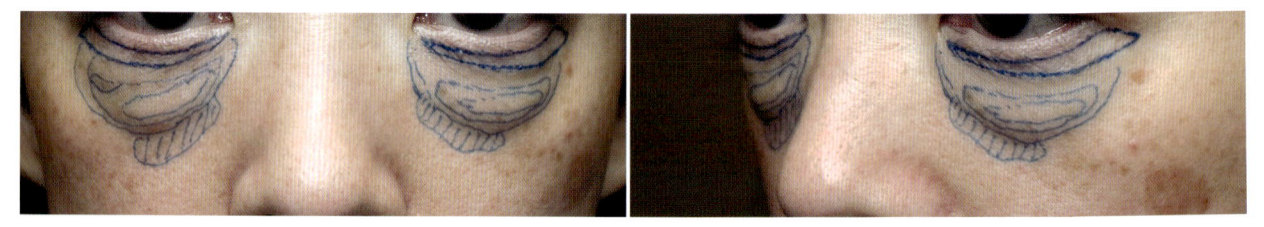

図 5. 術前デザイン（症例 1 と同一症例）

術前デザイン

座位で目袋の膨らみ具合や，nasojugal groove（tear trough），palpebro-malar groove, mid-cheek groove（俗称「ゴルゴ線」）の凹み具合を確認し等高線や斜線でマーキングを行う（図 5）．皮膚切開線は睫毛から約 1 mm 下に描き，外眼角からはシワに沿い緩やかな曲線で約 5 mm 外側まで描く．皮膚切除幅は瞳孔中心部で 3 mm，外眼角部で 5 mm を基本デザインとしているが，実際の切除幅はこれより狭いことが多い．その理由として，たとえ高齢で目袋が大きくタルミが強い症例

でも，術後はやや過矯正気味に目袋を陥凹させるため意外と皮膚の余剰は少ない．また，高齢者ほど下眼瞼のテンションが緩く過剰な皮膚切除で容易に外反する．

手術手技

数年前まで，静脈麻酔（プロポフォール®）を使用していたが，現在は全例を局所麻酔下で行っている．理由は，術中の開瞼や側方視を妨げないためと手術に集中したいからである．局所麻酔は消毒前に行い，瞼縁切開部にエピネフリン添加2%キシロカイン®を片側1.5 mL 使用する．さらに，眼窩下縁の骨膜上に内側から外側までエピネフリン添加1%キシロカイン®を片側2 mL 使用する．ここでの内出血は術中操作に悪影響を及ぼすため慎重に行う．

上眼瞼睫毛にテープを貼り，11番メスにてデザインした睫毛下切開を行う．その際に，メス刃は上向きで使用し睫毛を温存する．涙袋形成で眼輪筋を重層するため，瞼板部眼輪筋上を5 mm ほど皮下剥離してから眼輪筋下に入る．小ジワの改善目的で眼輪筋上の皮下剥離を広範囲に行った時期もあるが，術後の拘縮や浮腫が遷延するため，現在は最小限の皮下剥離に戻している．

眼輪筋下で眼窩隔膜上をガーゼや綿棒を使い鈍的に剥離し，眼窩下縁を内側から外側まで露出する．次に，小有鉤鑷子の背面を用いて内側は上顎骨に強固に付着する眼輪筋上，中央から外側はSOOF 内で眼窩下縁から約20 mm 尾側まで鈍的に剥離を行う（図3, 4）．この際に，あえて鋭的に上顎骨に付着する眼輪筋を剥離したり，骨膜直上での剥離は行わない．これは，出血や腫脹の軽減と手術時間の短縮にも貢献する．

エピネフリン添加2%キシロカイン®を眼窩下縁に沿って骨膜上に追加し眼窩隔膜の切開を行う．切開位置は眼窩下縁から数 mm 頭側で行い[7]剥離挙上する方が隔膜に厚みがあり容易であるが，眼窩隔膜を最大限確保するため眼窩下縁ギリギリで行う．目袋が大きく高齢な症例ほど，眼窩脂肪ヘルニアが高度で眼窩下縁付近の隔膜が引き伸ばされ，薄く脆弱な隔膜が広範囲に存在し，剥

離挙上には慎重を要する．メッツェンバウム剪刀で少しずつ眼窩隔膜を切開し，同時にバイポーラー鑷子で止血操作を行う．薄い眼窩隔膜のみを破らずに内側から外側まで1枚の綺麗な面として剥離挙上することが重要であり（図3, 4），特に，外側ではコンパートメントの中隔（arcuate expansion）により剥離層を間違えやすく最外側の目袋が残存する原因となる．また，広く大きな眼窩隔膜の確保と術後の拘縮予防の観点から，この剥離操作にモノポーラー鑷子などは使用していない．

眼窩脂肪を適量切除し，剥離挙上した眼窩隔膜のみを吸収糸（5-0PDS®）で上顎骨から頬骨骨膜に片側7～8か所ずつ縫合固定する．その際に，内側は tear trough を越え上顎骨に強固に付着する眼輪筋[13]の上から骨膜に固定する（図4）．中央も眼窩隔膜を可能な限り下方に牽引し骨膜に固定する（図3, 4）．そのため，外側はほぼ眼窩下縁への骨膜固定となる（図4）．当然，過剰に牽引すれば外反となり，足りないと目袋が残存する．眼窩脂肪を下方に牽引し縫合固定しなくても，立位（仰臥位では軽度眼球圧迫）で眼窩下縁を越えて隔膜下に眼窩脂肪が充填される（図3, 4）．眼窩脂肪に自由度を与えることで，眼窩脂肪の牽引固定による異物感や凹凸がなく外反リスクが軽減する．また，tear trough deformity に対して眼輪筋オーバーラップ[6)7)]なども不要となる．さらに，内側から中央部で隔膜縫合の際に尾側の SOOF にも大きめに糸を掛けることで中顔面リフト効果によるmid-cheek groove の改善も可能である．あえて，骨膜直上や骨に固着する眼輪筋を剥離しない理由は，低侵襲かつ短時間で最大限の効果を得るためである．ただし，中央で SOOF を含め骨膜固定の際に眼窩下神経の損傷には注意を要する．

余剰皮膚を適量切除するが，切除幅は前述の通り平均2～3 mm である．次に，外反予防を兼ねて6-0黒ナイロンで外側骨膜固定を必須で行う．その際，あえて眼輪筋弁[7)]は作成せず外眼角骨膜のやや内壁寄りに固定する．その方が，低侵襲に涙袋の強調やオージーカーブを作成しやすく，中顔面リフト効果により mid-cheek groove の改善に貢献する．当然，過剰な牽引は逆に外反の原因と

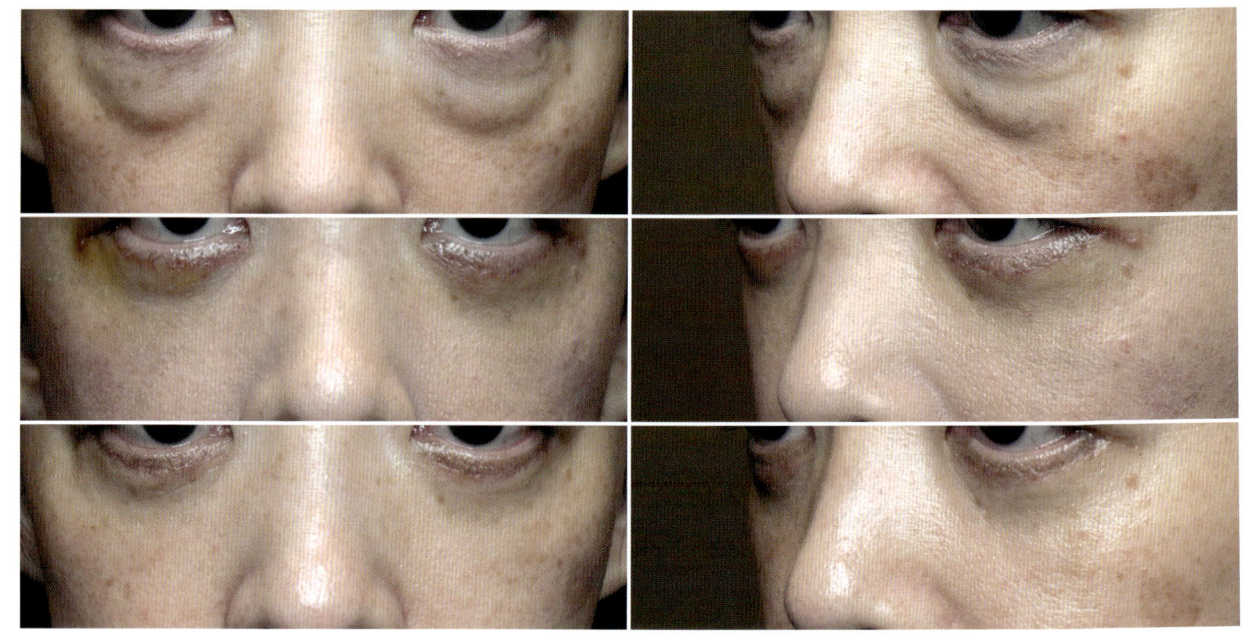

図 6. 症例 1：47 歳，女性

a, b：術前　　　c, d：術後 6 日（抜糸直後）　　　e, f：術後 1 か月

a	b
c	d
e	f

なるため固定位置や張力の調整が重要である．幸い，これまで 80 歳代の症例を含め lateral cantho-plasty[6]を要したケースはない．

7-0 透明 PVDF（ポリビニリデンフルオライド）糸アスフレックス®で，外眼角部に 1 針皮下縫合を行い，眼輪筋を重層させ涙袋形成を行う（図 4）．皮膚縫合は，同じ PVDF 糸で睫毛下を連続縫合し，外眼角部に 2 針単結節縫合を行い終了する．手術時間は平均 1 時間 30 分である．

術後の固定は，目の下に茶テープを数枚貼りネオメドロール EE®（フラジオマイシン硫酸塩・メチルプレドニゾロン含有軟膏）を縫合部に塗布し帰宅させる．翌日の経過診察時に茶テープを外して洗顔を許可し，抜糸は術後 5 日目に行う．

症　例

症例 1：47 歳，女性（図 6）

● 表ハムラ＋α法単独（図 4，5 と同一症例）

目袋が大きく，術前から下の三白眼があり，目が出ている negative vector 例で，術後に外反しやすい典型例である．左右 8 か所ずつ眼窩隔膜のみを骨膜に縫合固定している．術後 6 日（抜糸直後）と術後 1 か月の経過で，目袋は解消し涙袋が強調され，tear trough や mid-cheek groove が改善し外反を認めない（図 6）．

症例 2：73 歳，女性（図 7）

● 表ハムラ＋α法単独

巨大な目袋とタルミがあり，tear trough から palpebro-malar groove を認める．右 9 か所，左 8 か所ずつ眼窩隔膜のみを骨膜に縫合固定している．術後に結膜浮腫を認めたが 14 日ほどで自然に消退している．術後 3 か月の経過で，巨大な目袋の解消だけでなく tear trough から palpebro-malar groove や mid-cheek groove も改善している（図 7）．

症例 3：44 歳，女性（図 8）

● 表ハムラ＋α法単独

大きな目袋と，眼輪筋の透けによる赤グマを認め，tear trough から palpebro-malar groove も顕著である．さらに，40 代ながら目尻付近にも脂肪の膨らみを認めるため，arcuate expansion より外側の眼窩脂肪も適量切除し，左右 8 か所ずつ眼窩隔膜のみを骨膜に縫合固定している．術後 3 か月の経過で，目袋や赤グマは解消し涙袋が強調され，tear trough から palpebro-malar groove や mid-cheek groove も改善している（図 8）．

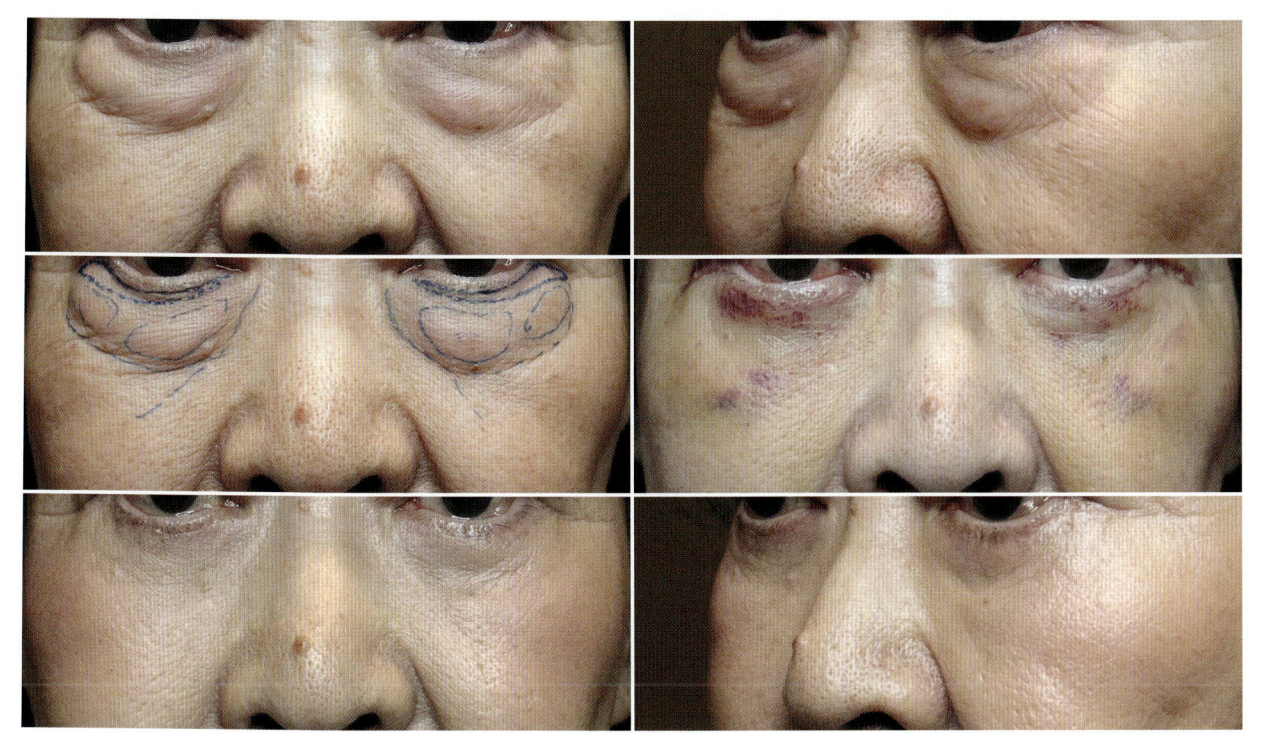

a | b
c | d
e | f

図 7. 症例 2：73 歳，女性
a，b：術前 　　　　c：術前デザイン
d：術後 6 日（抜糸直後）　e，f：術後 3 か月

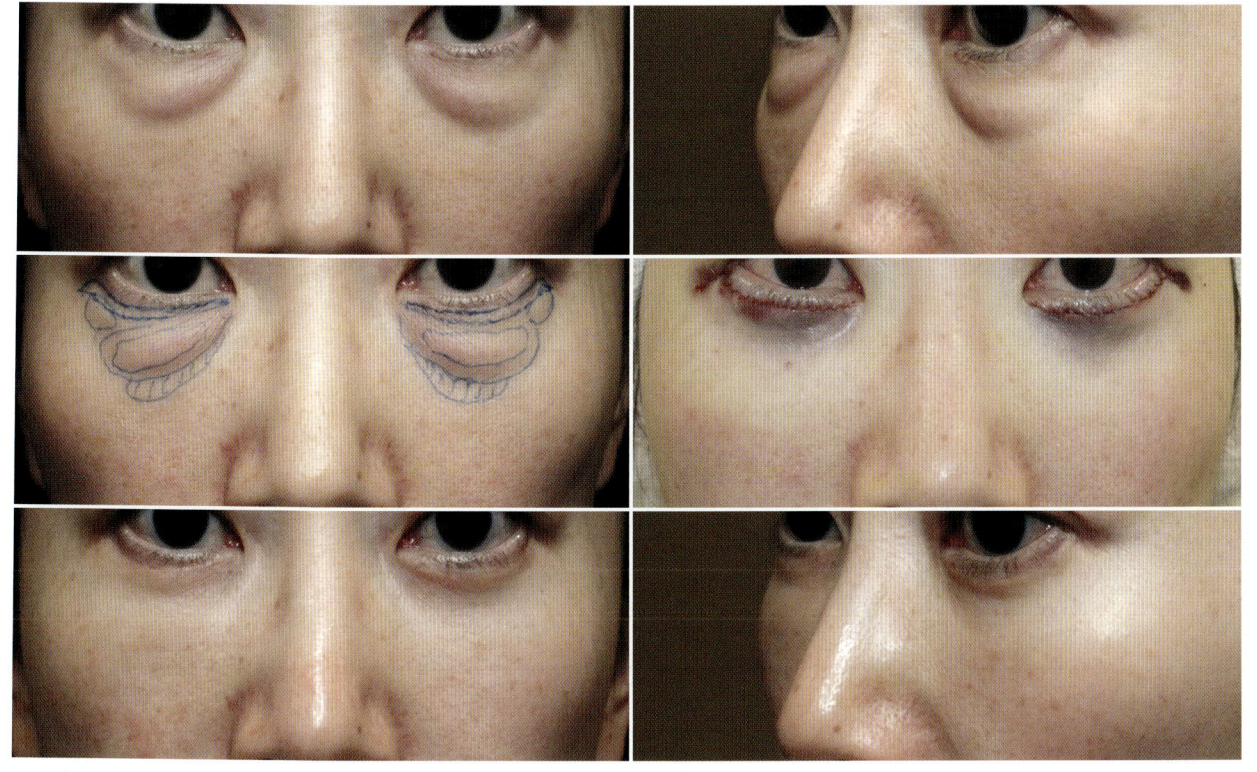

a | b
c | d
e | f

図 8. 症例 3：44 歳，女性
a，b：術前 　　c：術前デザイン
d：術直後 　　e，f：術後 3 か月

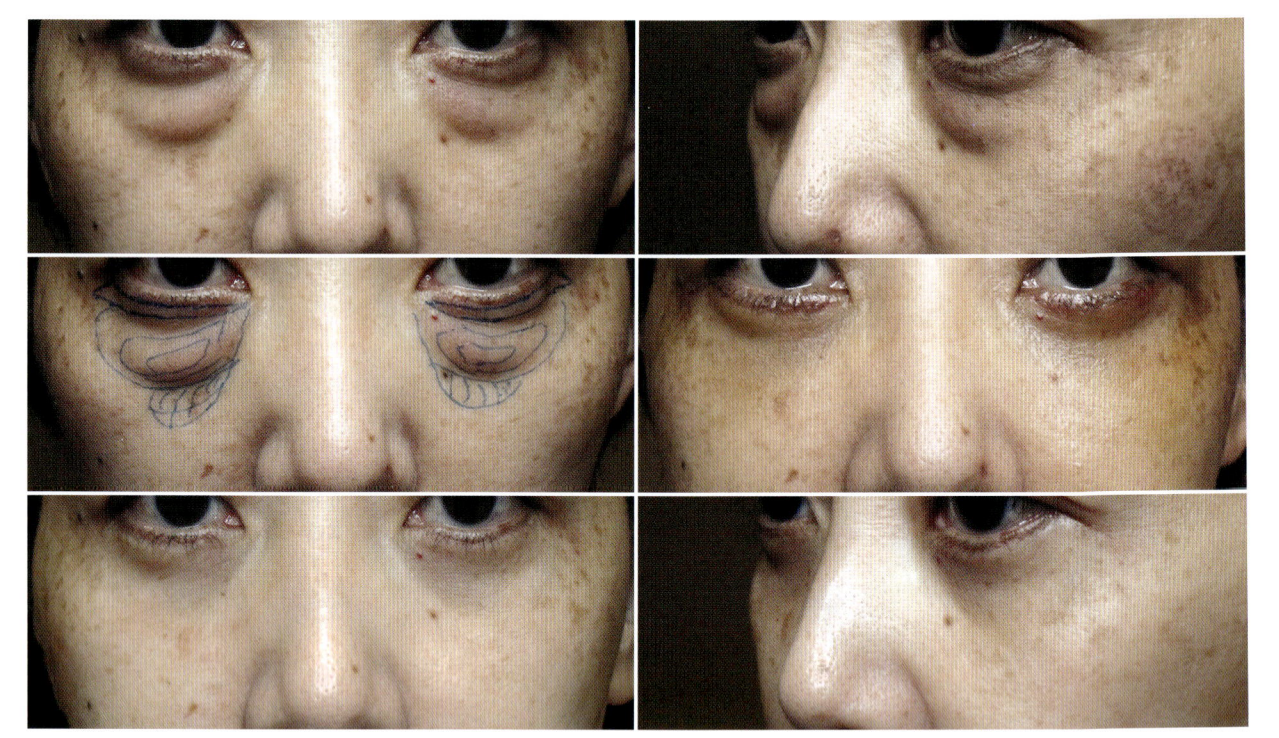

図 9. 症例 4：50 歳，女性

a，b：術前　　　　　c：術前デザイン
d：術後 6 日(抜糸直後)　e，f：術後 1 年 3 か月

a	b
c	d
e	f

症例 4：50 歳，女性(図 9)

● 表ハムラ＋α法単独

大きな目袋と赤グマが顕著で，目の下の小ジワが目立つ．左右 7 か所ずつ眼窩隔膜のみを骨膜に縫合固定している．目袋や赤グマは解消し涙袋が強調され，目の下の小ジワも改善している．術後 1 年 3 か月の経過で再発を認めない(図 9)．

症例 5：46 歳，男性(図 10)

● 表ハムラ＋α法単独

大きな目袋と，眼輪筋の透けによる赤グマを認め，tear trough から palpebro-malar groove も顕著である．左右 7 か所ずつ眼窩隔膜のみを骨膜に縫合固定している．目袋や赤グマは解消し涙袋が強調され，tear trough から palpebro-malar groove も改善している．術後 2 年の経過で再発を認めず，眼輪筋の重層により作成した涙袋も笑顔時に自然である(図 10)．

症例 6：55 歳，女性(図 11)

● 表ハムラ＋α法単独

大きな目袋と赤グマも顕著で，tear trough から palpebro-malar groove を認める．左右 7 か所ずつ眼窩隔膜のみを骨膜に縫合固定し，目袋や赤グマは解消し涙袋が強調されている．術後 4 年の経過で再発を認めず，手術単独で自然な形態が保たれている(図 11)．

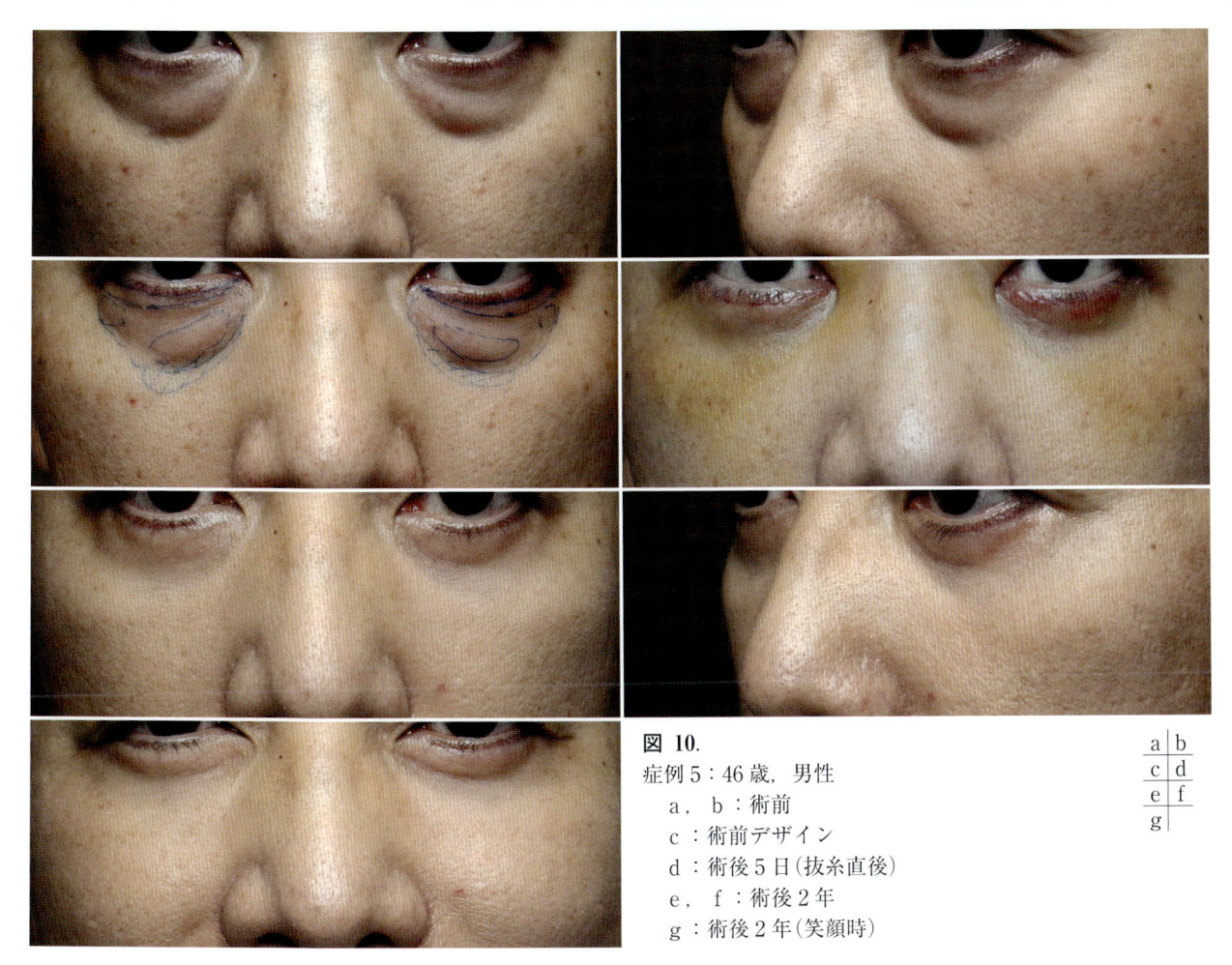

図 10.
症例5：46歳，男性
　a，b：術前
　c：術前デザイン
　d：術後5日（抜糸直後）
　e，f：術後2年
　g：術後2年（笑顔時）

a	b
c	d
e	f
g	

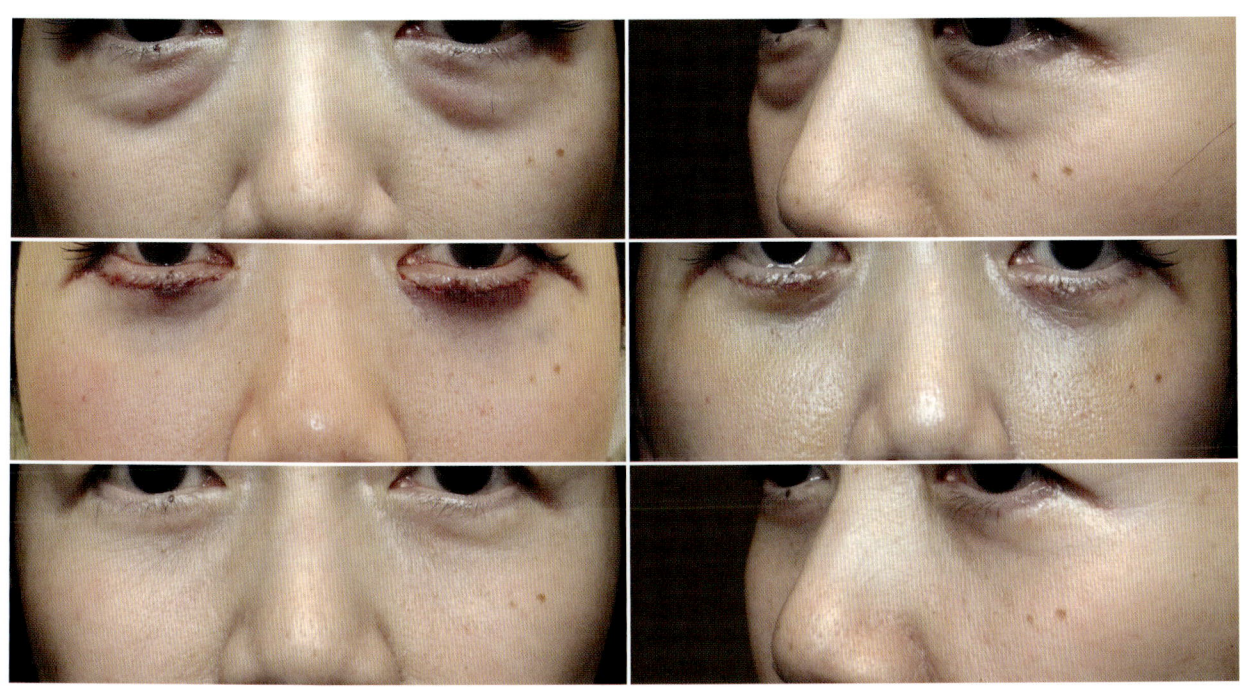

a	b
c	d
e	f

図 11. 症例6：55歳，女性
　a，b：術前　　　　　　　c：術直後
　d：術後7日（抜糸直後）　e，f：術後4年

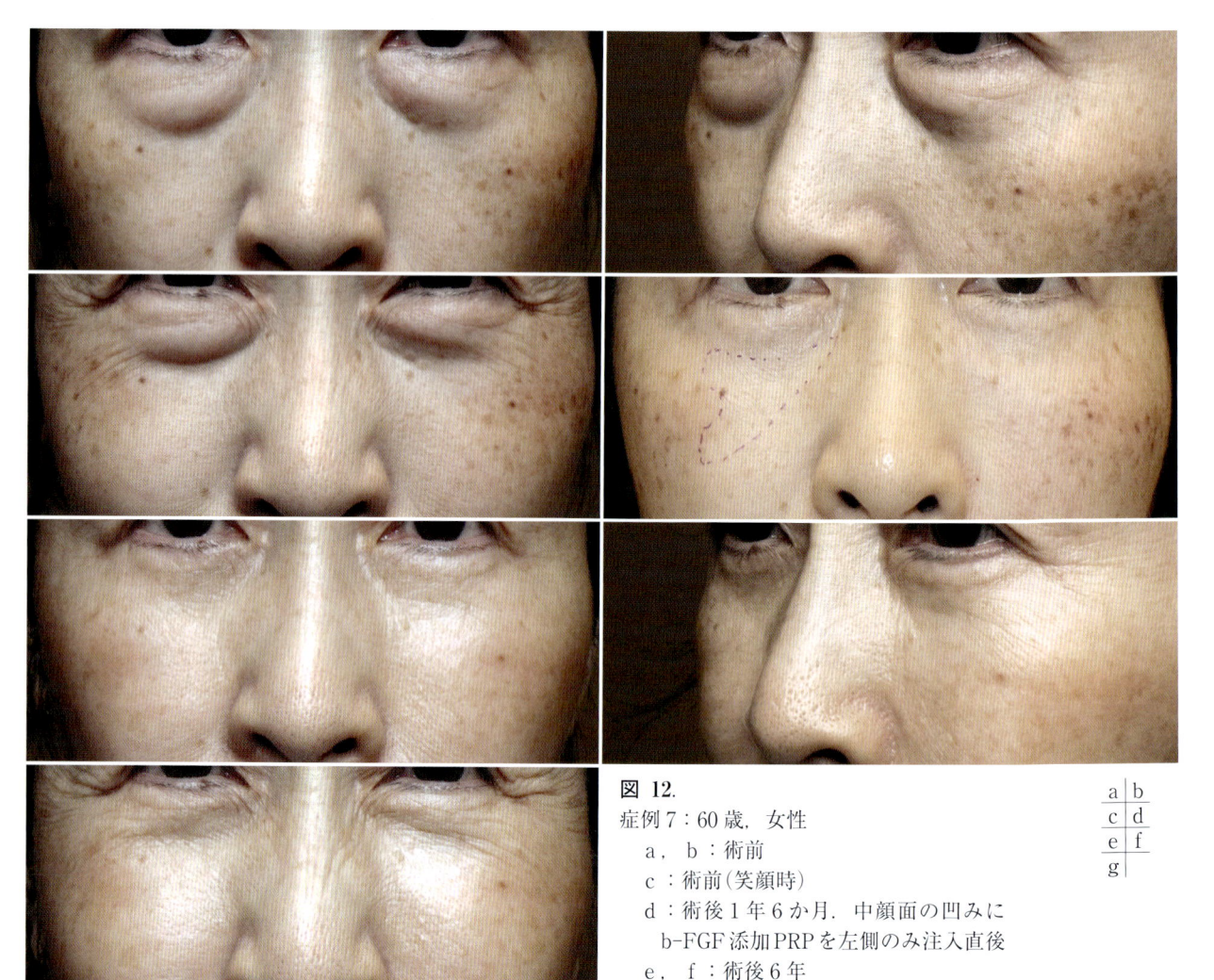

図 12.
症例 7：60 歳，女性

a	b
c	d
e	f
g	

　a，b：術前
　c：術前（笑顔時）
　d：術後 1 年 6 か月．中顔面の凹みに
　　 b-FGF 添加 PRP を左側のみ注入直後
　e，f：術後 6 年
　g：術後 6 年（笑顔時）

症例 7：60 歳，女性（図 12）
- 表ハムラ＋α法
- b-FGF 添加 PRP 処置（術後 1 年 6 か月）

巨大な目袋と赤グマが顕著で，タルミも認める．左右 7 か所ずつ眼窩隔膜のみを骨膜に縫合固定し，目袋や赤グマは解消し涙袋が強調されている．術後 1 年 6 か月で中顔面の凹みに対し b-FGF 添加 PRP 注入処置を行っている．術後 6 年の経過で再発を認めず，笑顔時も自然な形態が保たれている（図 12）．

リスク・合併症に対するリカバリー

特に，注意すべきリスクと合併症は術後血腫と外反である．切除した眼窩脂肪断端はもちろん，剥離挙上した眼輪筋の止血操作が重要である．ただ，睫毛側眼輪筋や眼窩隔膜への過剰な凝固止血は術後拘縮をきたすため最小限に留める．これまで，3 例に片側の術後血腫を認め即時血腫除去を行い，最長 2 か月間の軽度外反を認めたがケナコルト®局注と経過観察のみで改善した．

外反の原因として，術中の過剰な皮膚切除や眼窩脂肪と隔膜の過剰牽引，術後の皮膚や眼窩隔膜の瘢痕拘縮などが挙げられる．高齢者など下眼瞼の緊張低下や negative vector 例では特に注意が必要である．これまで，他院で表ハムラ既往例を含め 4 例の術後に外反を認めたが，皮膚の取り過ぎは 1 例もなく，ケナコルト®局注と 2 例に追加の外側骨膜固定（lateral canthopexy）で全例改善した．

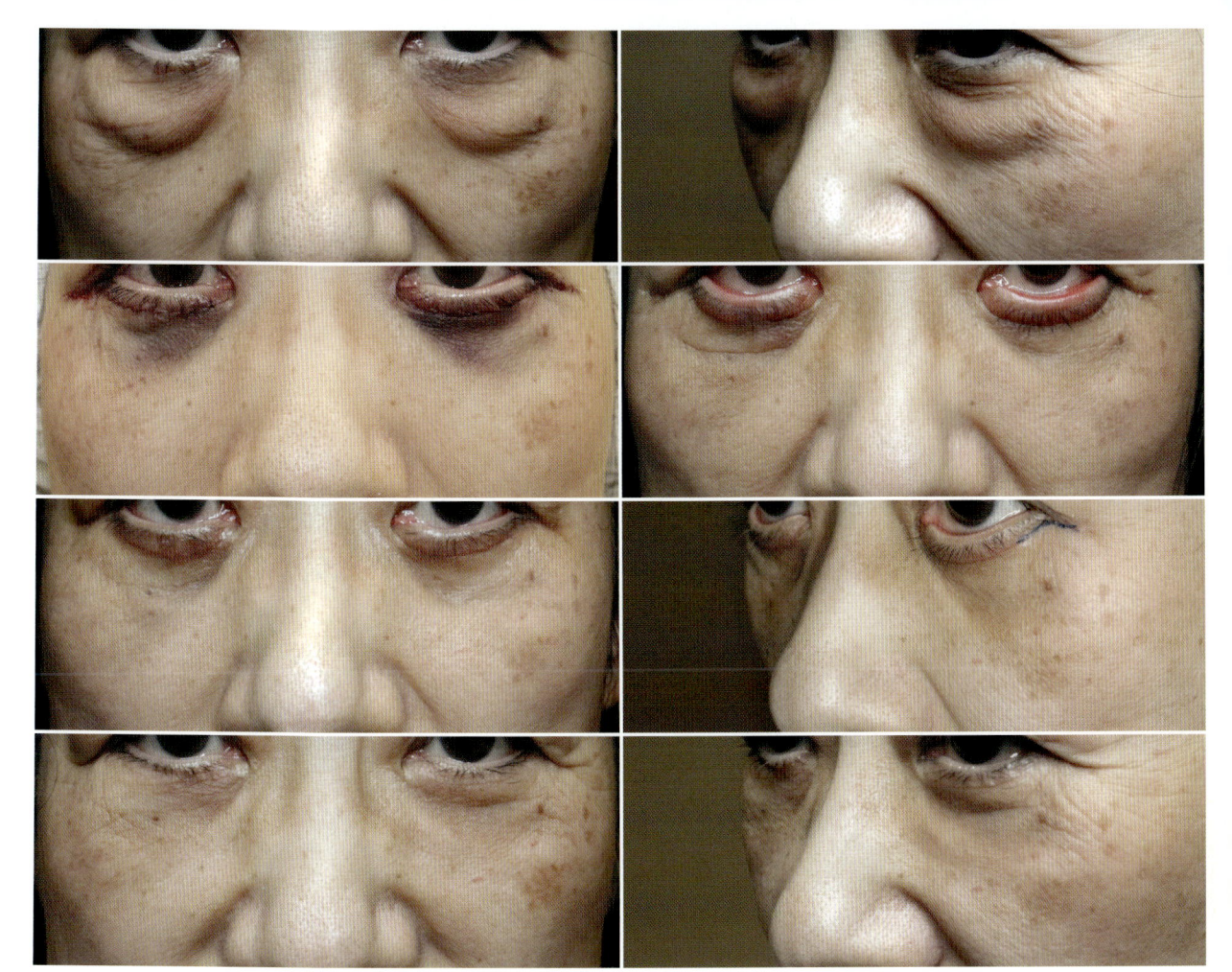

図 13. 症例 8：66 歳，女性

a	b
c	d
e	f
g	h

a，b：術前
c：術直後．内出血は強いが皮膚の取り過ぎによる外反を認めない．
d：術後 18 日目．術後の隔膜拘縮による外反を両側に認める．
e：術後 2 か月．数回のケナコルト® 局注と経過観察で改善傾向
f：術後 2 か月．下眼瞼の緩みが強いケースにて，小切開から外側骨膜固定の追加
　デザイン
g，h：術後 1 年

　最後に，術後の外反に対するリカバリー症例も供覧する．

症例 8：66 歳，女性（図 13）
- 表ハムラ＋α 法
- ケナコルト® 局注（術後 18 日〜数回）
- 外側骨膜固定の追加（術後 2 か月）
- b-FGF 添加 PRP 処置（術後 3 か月）

　大きな目袋に赤グマ，小ジワを伴うタルミがあり，何よりも下眼瞼の緩みが強い症例．術直後に皮膚の取り過ぎによる外反は認めないが，術後 18 日目で術後の隔膜拘縮による外反を認める．数回のケナコルト® 局注で改善傾向にあったが緩みの残存があり，術後 2 か月目に小切開から外側骨膜固定を追加した．術後 3 か月で中顔面に b-FGF 添加 PRP 処置も行っている．術後 1 年の経過で外反や目袋の再発を認めず，強調した涙袋も自然な形態を保っている（図 13）．

まとめ

現在，最も普及している下眼瞼形成術は皮膚を切らない経結膜下脱脂術[14)~16)]である．簡便でダウンタイムも少なく筆者も多用しているが，本来の適応年齢は 30 代までと考えており，近年，この術式の濫用が問題となっている．

また，裏ハムラ法（経結膜的眼窩脂肪移動術）も皮膚を切らずに tear trough deformity などの凹みの改善が可能で，外反も少なく優れた術式である．ただ，やはり年齢や皮膚のタルミ具合など適応となるケースは限られる．

基本的に，この「表ハムラ＋α法」の適応は 40 代以上としているが，30 代でもタルミや眼窩脂肪の膨らみが強い症例では，経結膜下脱脂術より長期経過で再発が少なく高い若返り効果を認める．

最後に，表ハムラ法の最大の特徴は「皮膚切除」と言われているが，筆者が考える表ハムラ法の最大のメリットは「涙袋形成を含め眼輪筋への操作が可能なこと」である．さらに，低侵襲かつ短時間で最大限の効果が得られる「＋α法」は，下眼瞼形成術において有用な術式と考えている．

参考文献

1) Putterman, A. M., et al.：Baggy eyelid：A true hernia. Ann Ophthalmol. **5**：1029-1032, 1973.
2) Loeb, R.：Fat pad sliding and fat grafting for leveling lid depressions. Clin Plast Surg. **8**：757-776, 1981.
3) Hamra, S. T.：Arcus marginalis release and orbital fat preservation in midface rejuvenation. Plast Reconstr Surg. **96**：354-362, 1995.
4) Hamra, S. T.：The zygorbicular dissection in composite rhytidectomy：An ideal midface plane. Plast Reconstr Surg. **102**：1646-1657, 1998.
5) 小室裕造：【フェイスリフト実践マニュアル】下眼瞼形成 Hamra 法を用いて. PEPARS. **8**：43-49, 2006.
6) 小室裕造，小泉拓也：【眼瞼の美容外科 手術手技アトラス】下眼瞼形成術：私の行っている下眼瞼形成術—眼輪筋オーバーラップ法による tear trough deformity の修正—. PEPARS. **87**：106-110, 2014.
7) 田牧聡志，依田拓之：【眼瞼の手術アトラス—手術の流れが見える—】眼窩隔膜を有効に利用する下眼瞼形成術. PEPARS. **171**：147-157, 2021.
8) 野本俊一：【顔面の美容外科 Basic & Advance】下眼瞼 表ハムラ法による下眼瞼形成術. PEPARS. **195**：90-96, 2023.
9) 前多一彦：【形成外科に活かせ！次世代美容外科の最前線(1)—Face—】下眼瞼形成術：ハムラ法＋α. 形成外科. **65**：30-39, 2022.
10) Goldberg, R. A.：Transconjunctival orbital fat repositioning：transposition of orbital fat pedicles into a subperiosteal pocket. Plast Reconstr Surg. **105**：743-748, 2000.
11) 百澤　明：【眼瞼の美容外科 手術手技アトラス】下眼瞼形成術：経結膜的眼窩脂肪移動術による下眼瞼形成. PEPARS. **87**：111-116, 2014.
12) 赤嶺周亮ほか：【顔面の美容外科 Basic & Advance】下眼瞼 裏ハムラ法による下眼瞼形成術. PEPARS. **195**：98-107, 2023.
13) Haddock, N. T., et al.：The tear trough and lid/cheek junction：anatomy and implications for surgical correction. Plast Reconstr Surg. **123**：1332-1340, 2009.
14) Tomlinson, F. B., Hovey, L. M.：Transconjunctival lower lid blepharoplasty for removal of fat. Plast Reconstr Surg. **56**：314-318, 1975.
15) 緒方寿夫，中島龍夫：【フェイスリフト実践マニュアル】経結膜アプローチとレーザーの組み合わせによる眼窩脂肪摘出. PEPARS. **8**：51-58, 2006.
16) 水谷和則：【眼瞼の手術アトラス—手術の流れが見える—】経結膜脱脂と脂肪注入の組み合わせによる目の下のクマ治療. PEPARS. **171**：159-170, 2021.

PEPARS　No.213：47-55，2024

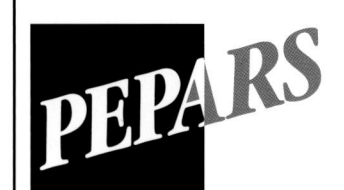

◆特集／下眼瞼の美容外科

経結膜的眼窩脂肪移動術
（通称：裏ハムラ法）

百澤　明*

Key Words：経結膜的眼窩脂肪移動術（transconjunctival orbatal fat repositioning），下眼瞼形成術（lower blepharo-plasty），ミッドフェイスリフト（midface lift），レーザーリサーフェシング（laser resurfacing），炭酸ガスレーザー（CO₂ laser）

Abstract　　下眼瞼の美容外科治療は美容医療の主軸の1つである．下眼瞼の美容外科手術には，経結膜的眼窩脂肪切除（いわゆる脱脂術）から，定型的下眼瞼除皺術，経皮的眼窩脂肪移動術（いわゆる表ハムラ法），経結膜的眼窩脂肪移動術（いわゆる裏ハムラ法），自家脂肪注入など様々な方法がある．本稿では，筆者のライフワークの1つとなっている経結膜的眼窩脂肪移動術（裏ハムラ法）を主軸とした下眼瞼の美容外科治療について述べる．
　　目袋の膨らみのある症例が経結膜的眼窩脂肪移動術のよい適応となるが，中年以降の症例にはミッドフェイスリフトを，ちりめんジワや皮膚の余剰が問題となる場合にはレーザーリサーフェシングを行う．術野の展開の悪い症例では眼窩脂肪弁の移動・固定が非常に難しいが，そのような場合のアウル針，カテラン針などを用いた工夫についても述べる．

はじめに

　下眼瞼の目袋や tear trough は老け顔や疲れ顔の原因となるため，これらの治療を主訴として美容外科クリニックを受診する患者は非常に多い．したがって，下眼瞼の美容外科治療は美容医療の主軸の1つである．筆者は，経結膜的眼窩脂肪切除[1)2)]（いわゆる脱脂術）から，定型的下眼瞼除皺術，経皮的眼窩脂肪移動術[3)]（いわゆる表ハムラ法），脂肪移植まで一通りの治療法を経験してきたが，現在は経結膜的眼窩脂肪移動術[4)~7)]（裏ハムラ法）を主軸に下眼瞼の美容外科治療にあたっている．

　本稿では，経結膜的眼窩脂肪移動術について，手術のコツや付随するミッドフェイスリフト，レーザー治療など，その手技について詳しく述べる．

手術適応と準備

1．手術適応

　患者の年齢や下眼瞼の形態を考慮し，経結膜的眼窩脂肪移動術に加えて，ミッドフェイスリフト，レーザーリサーフェシング，外眼角形成術を組み合わせている．

　比較的若年者の場合には，経結膜的眼窩脂肪移動術を単独で適用する．本法は，眼窩脂肪を（相対的に）凹んでいる部分に移動させて平らにならす術式と考えることができるので，移動させる組織がある程度以上存在する場合がよい適応となる．つまり，目袋の膨らみは大きい方がよいと言える．

　中年以降，あるいは20代でも中顔面の下垂傾向の強い症例では，ミッドフェイスリフトを同時に行う．また，ちりめんジワがすでにある，あるいは術後に問題となると考えられる場合には，レーザー治療を併用する．筆者は，炭酸ガスレーザーによるフラクショナルレーザーリサーフェシングを用いている．さらに，60代以上の場合には，外

* Akira MOMOSAWA，〒409-3898　中央市下河東1110　山梨大学医学部形成外科，教授

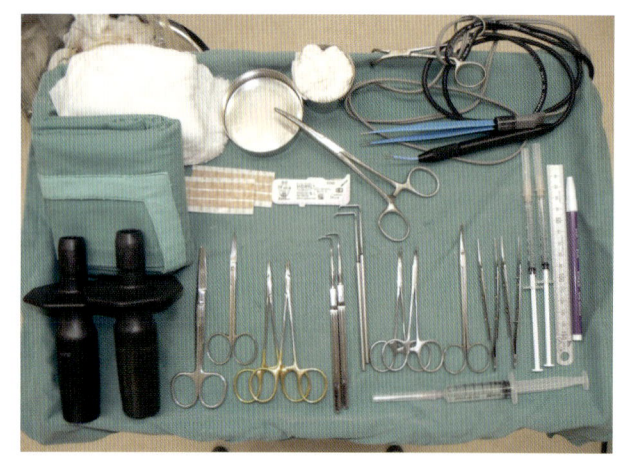

図 1.
手術器械
ニードル電極を装着した電気メスとバイ
ポーラ，扁平鉤各種を用意しておく．

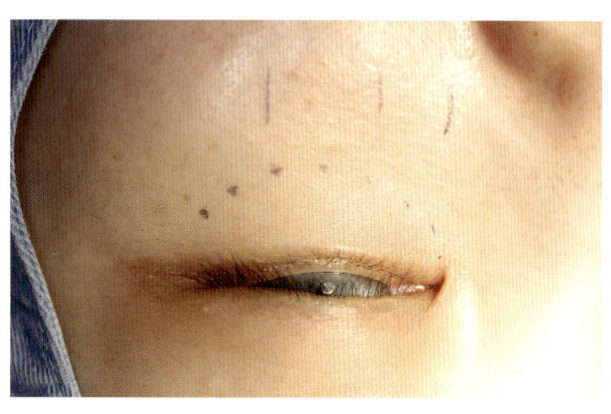

図 2.
デザインとコンタクトシェル
Tear trough の位置と，ミッドフェイスリ
フトのイメージをマーキングしておく．コ
ンタクトシェルを使用する．

眼角形成術を合わせて行うこともある．

2．準 備

A．局所麻酔薬

筆者は，短時間作用型の 2% 注射用リドカイン
塩酸塩液（キシロカイン®注射液）と長時間作用型
の 1% 注射用ロピバカイン塩酸塩水和物（アナペ
イン®注射液）を等量に混合し，アドレナリン注射
液（ボスミン®注）を添加した局所麻酔液を使用し
ている[8]．

B．手術器械

通常の手術に加えて，コンタクトシェル，小児
用筋鉤などを準備する[9]（図 1）．

手術の実際

1．経結膜的眼窩脂肪移動術

A．術前のデザインと眼球保護

術前診察で立位あるいは座位で記録の写真を撮
る際に，目袋の大きさ，tear trough の深さ，眼球
突出の有無などをよく観察し，三白眼や外反のリ
スクの程度，外側の眼窩脂肪を減量する必要があ

るかどうかなどをアセスメントする．しかし，筆
者はマーキング自体は手術時に仰臥位になってか
ら行っている．眼球保護のためにコンタクトシェ
ルを使用する（図 2）．

B．切 開

眼瞼結膜切開部結膜下と眼窩剥離部の皮下に前
述の局所麻酔液を注入後，瞼板縁から 2～3 mm の
部位を切開する（図 3，4）．10～15 mm 切開した
ら，5-0 針つきシルクなどを使って牽引糸をかけ
る（図 5）．筆者は展開が最も重要と考えており，
内側も外側も最大限に切開して術野を確保してい
る．その際，内側は涙小管の損傷を避けるため涙
点になるべく近づかないように涙丘方向に向かう．

C．眼窩下縁までの剥離

まず，眼輪筋を同定するが，うっかり下直筋方
向に剥離を進めてしまわないように注意する．正
しい剥離方向は意外と前方である（図 6）．また，
眼輪筋の色調は個人差がある．きれいなサーモン
ピンクをしていることもあれば，薄黄色で脂肪と
区別がつきにくいこともある．気づかず剥離を進

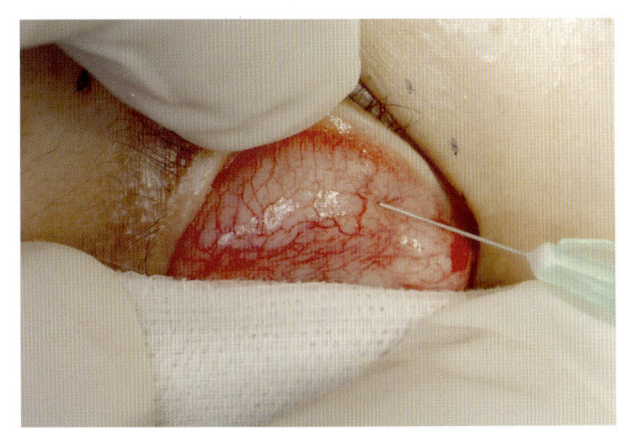

図 3.
局所麻酔
エピネフリン入りの局所麻酔薬を結膜下に
投与する．血管を避けて注入する．内出血
を生じると剥離がしづらくなる．

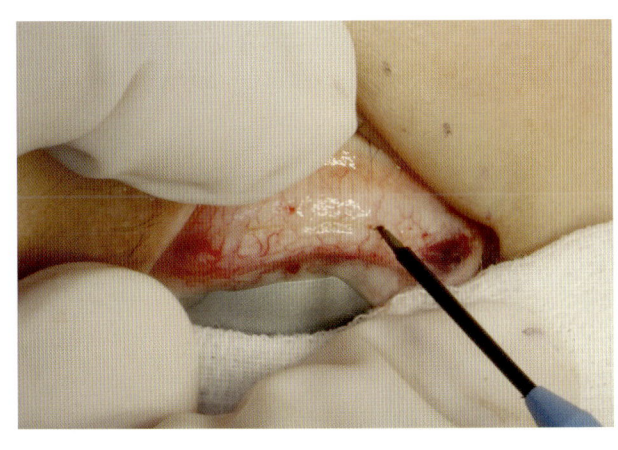

図 4.
切開
瞼板の尾側縁から3 mm 程の部位を，ニードル電極をつけた電気メスで切開する．

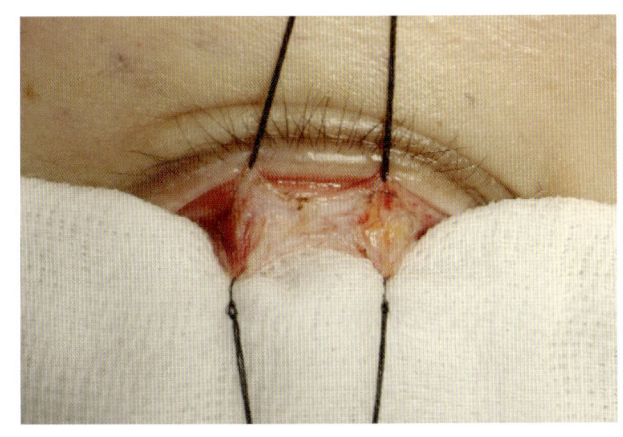

図 5.
支持糸
切開断端に支持糸をかけ，牽引する．尾側
断端は眼球保護用のガーゼがずれないよう
に，ガーゼと縫合している．

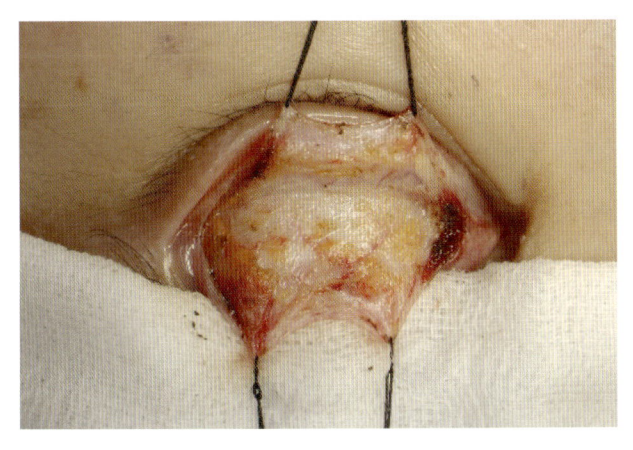

図 6.
展開
内側は涙丘まで外側は外眼角ギリギリまで
切開する．5-0 針つきシルクを使用

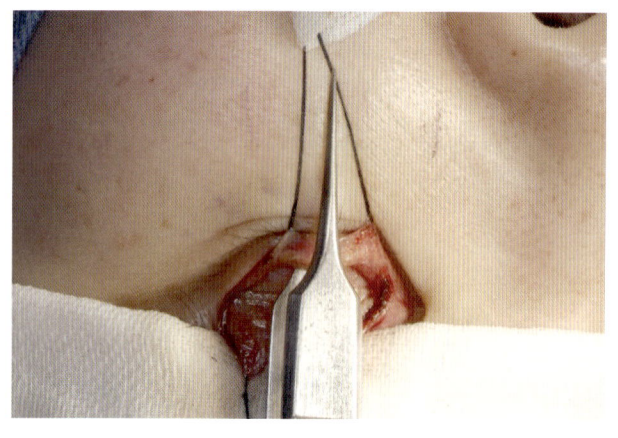

図 7.
ポケット完成
眼窩下神経に注意しながら，内側は眼輪筋骨付着部を十分に越えるまで，外側は眼窩下縁から 10 mm 程度剥離する．

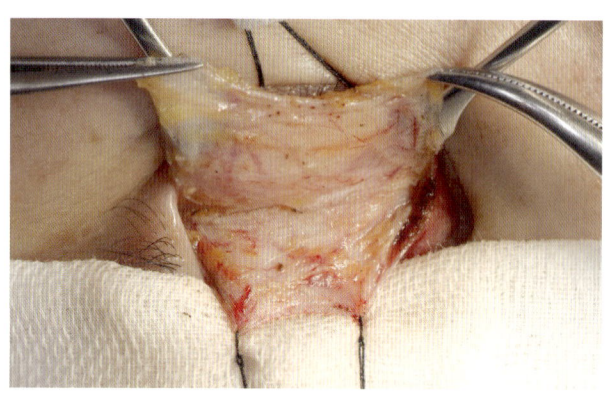

図 8.
眼窩脂肪弁
眼窩脂肪弁が完成したところ

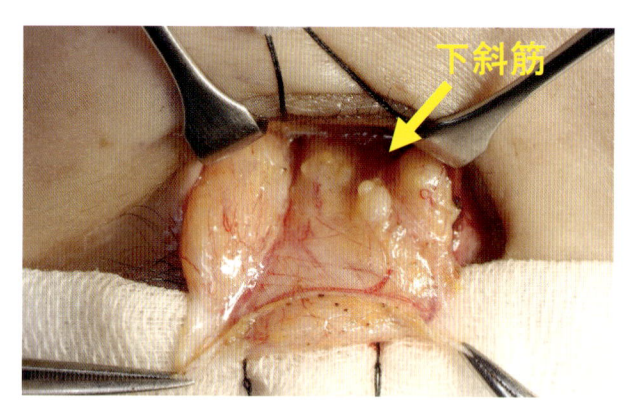

下斜筋

図 9.
眼窩脂肪弁の作成
内側と中央の fat pad の境界に存在する下斜筋（矢印）に注意しながら，眼窩脂肪弁を作成する．この時，眼窩脂肪弁を移動するときに，下斜筋が引っ張られないように，十分に剥離しておく．

めてしまうと皮膚を穿通してしまうことになるので，この剥離には最大限の注意を払う．眼輪筋を同定したら，それに沿って眼窩下縁に向かう．容易に鈍的に剥離が可能である．

D．移動ポケットの作成

眼窩脂肪弁を移動するポケットを作成する．筆者は，眼輪筋下で骨膜上の層にポケットを作成して眼窩脂肪を移動している（図7）．内側は，眼輪筋の上顎骨前頭突起への付着部を十分に剥離する．中央部から外側は眼輪筋下脂肪（Sub-Orbicularis Oculi Fat；SOOF）が確認できるのでこの下

で剥離する．

E．眼窩脂肪・隔膜弁の作成

Arcus marginalis の 2，3 mm 手前で眼窩隔膜を切開して，眼窩脂肪・隔膜弁が十分に移動できるように剥離する（図8）．内側と中央のコンパートメントの間に下斜筋が走行するので注意が必要だが，筆者は，しっかり確認する方が安全であると考えているので，内側と中央の眼窩脂肪コンパートメントの間を剥離し必ず下斜筋を直視下に確認している（図9）．

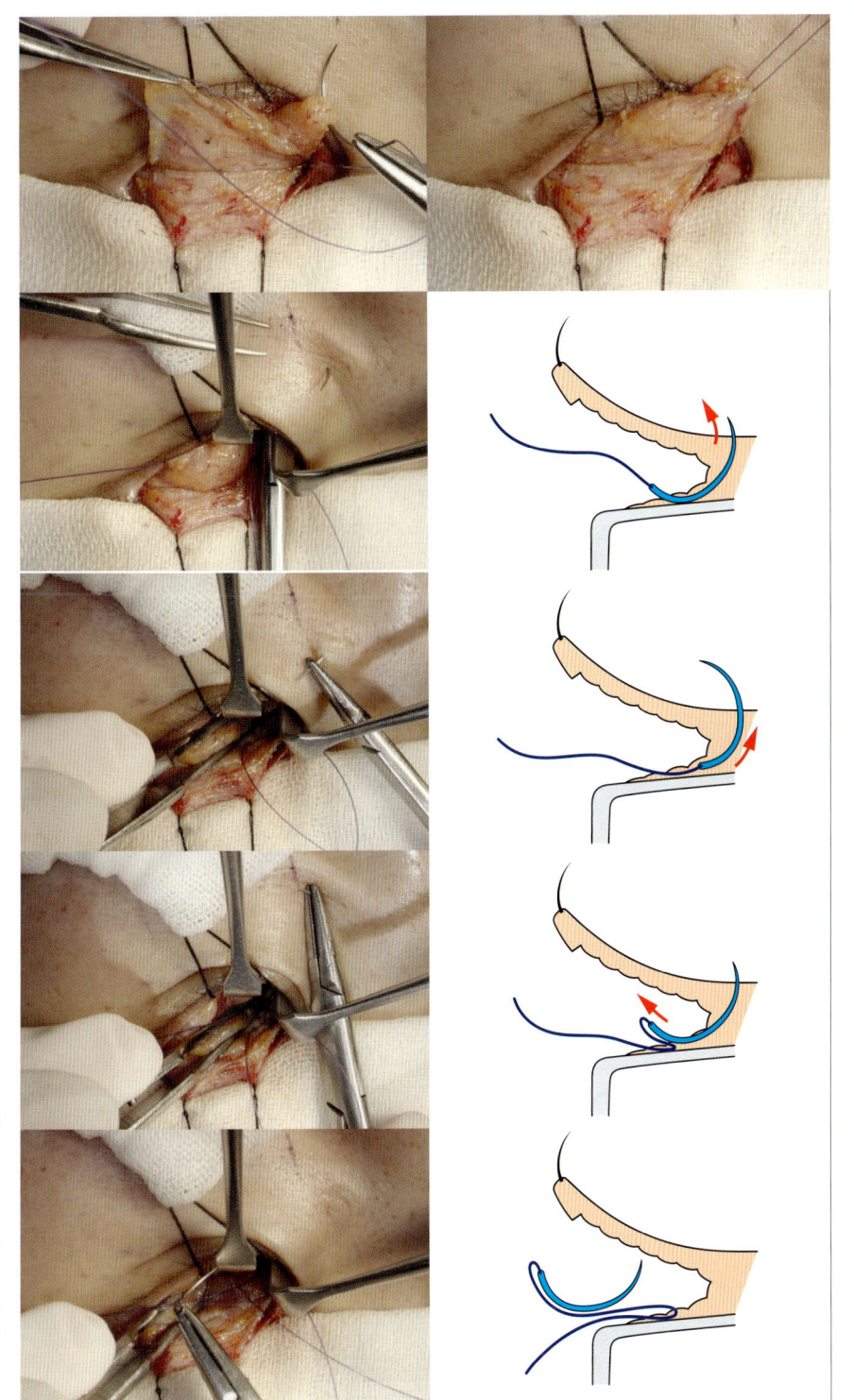

図 10.
眼窩脂肪弁の移動・固定
固定法の工夫 1
眼窩脂肪弁と眼窩隔膜弁を一緒に眼窩下縁を越えて移動させ骨膜に固定する.
【工夫 1】25〜30 mm の針のついた縫合糸で内側から皮膚を貫かせて針糸接合部分が見えなくなったところで少しずらして戻すと容易に糸をかけることができる.

F. 眼窩脂肪・隔膜弁の移動固定

右眼も左眼も内側から外側に向かって順に眼窩脂肪・隔膜弁を移動し縫合固定していく. 13 mm 程度の強弯針つきの 5-0 吸収糸を使用して, 眼窩下縁から 7〜10 mm 程度の適切な部位の骨膜あるいは骨膜様のしっかりした部位に縫合固定する. 右利きの術者にとっては左眼の内側部分が特に難しいので, 25〜30 mm のやや大きめの針を用いた固定テクニックを頻用している(図 10).

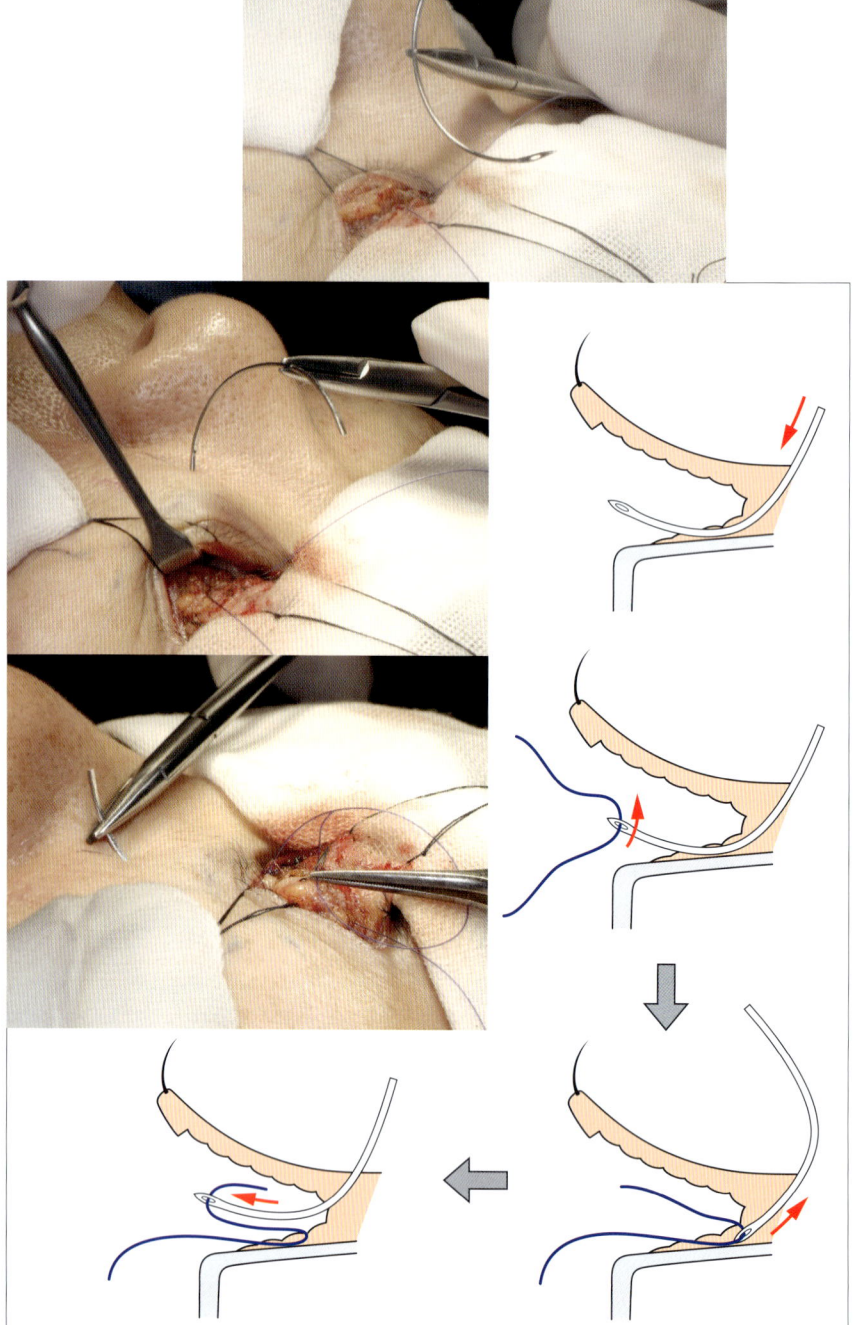

図 11.
固定法の工夫 2
アウル針と呼ばれる先端に小孔のある針を用いる方法である．経皮的に外から針を挿入して糸をかけたい部分を通して内側から針先を出す．小孔に糸を通してから針を少し戻してから少しずらして内側から出す．

《展開が悪い場合の他のテクニック》

　時折，術野の展開が悪く，狙った部位に糸をかけることが非常に難しいことがある．筆者が工夫してきた他の方法も紹介する．1つはミシン針のように先端に小孔のあるアウル針を用いる方法（図11）で，もう1つはカテラン針を用いる方法である（図12）．

G．閉　創

　6-0か7-0の吸収糸を用いて，2～4か所程度単純結節で埋没縫合して結膜切開部を閉創する．糸の断端が結膜側に露出しないように十分注意する（図13）．

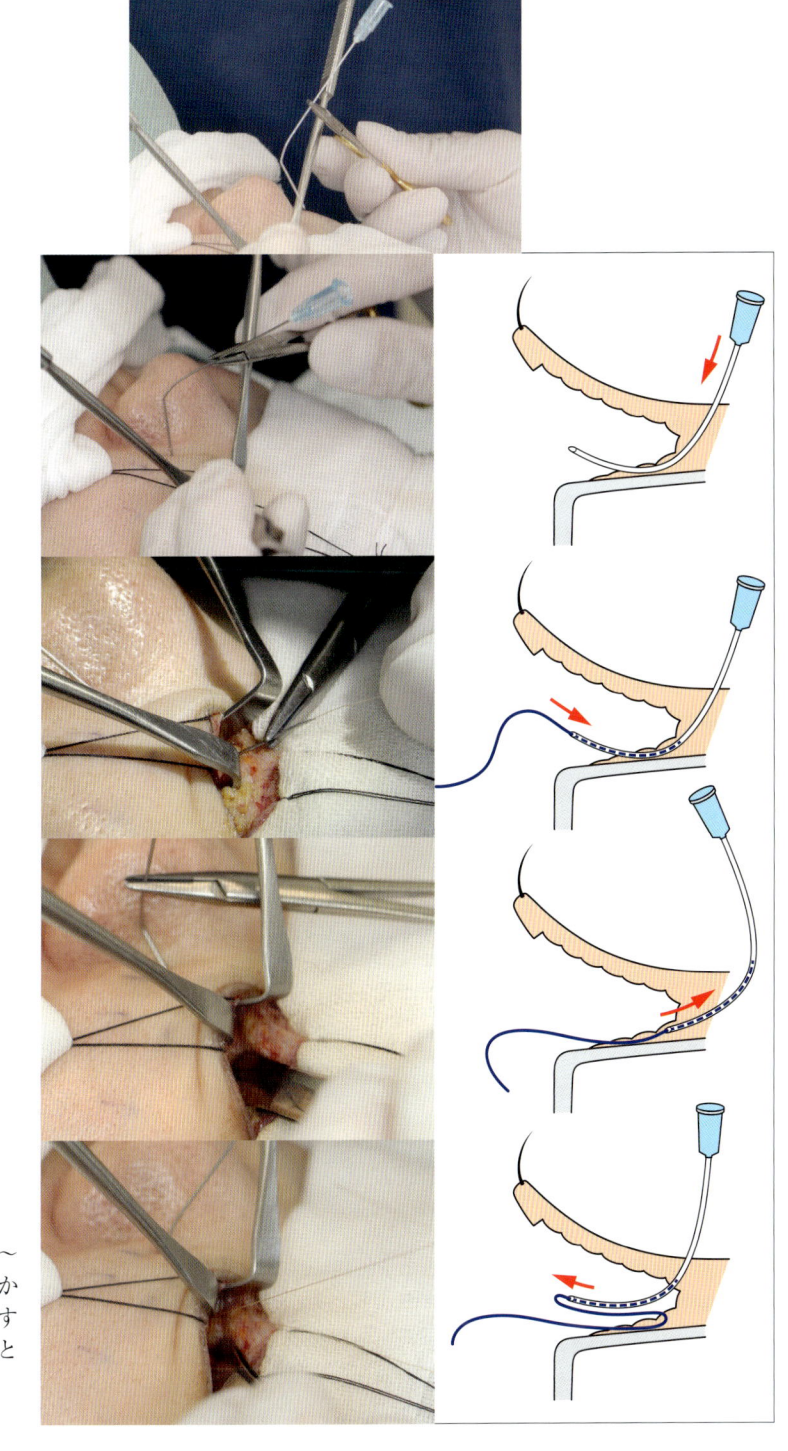

図 12.
固定法の工夫 3
カテラン針を用いる方法である．21〜
23 G のカテラン針を適度に曲げてか
ら，経皮的に外側から内側に誘導す
る．あとは，アウル針を用いる方法と
ほぼ同様である．

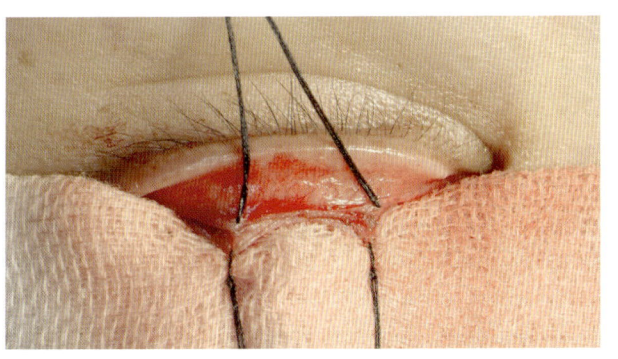

図 13.
結膜切開部の閉創
6-0 か 7-0 の吸収糸を用いて 4 か所程
度埋没縫合する．糸の断端が結膜側に
露出しないように注意する．

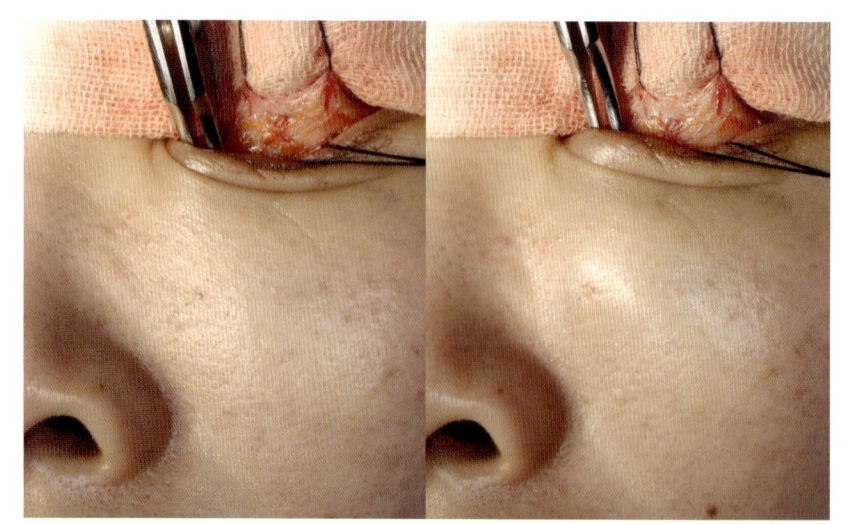

図 14.
ミッドフェイスリフト
有鉤鑷子で効果的な中顔面の挙上が得られる部分を探して，3-0か4-0の吸収糸をかけて眼窩下縁の骨膜に縫合固定する．

2．ミッドフェイスリフト

眼窩脂肪の移動・固定に引き続き，必要に応じてミッドフェイスリストを行う．ミッドフェイスリフトの術式は，骨膜下を剥離する方法[10]，骨膜上で剥離する方法[3]など，様々あるが筆者は眼窩アプローチによるミッドフェイスリフト法は固定源に限界があり挙上効果が不安定であると考えているため，合併症率やダウンタイムで有利なHamra の報告[3]に準じた骨膜上の方法を採用している（図14）．

有鉤鑷子で把持して引き上げ，鼻唇溝が浅くなり好ましい挙上が得られる部位を探した後，4-0，あるいは3-0 の吸収糸をかけ，これを先に移動した眼窩脂肪を貫いて眼窩下縁の骨膜に固定する．内側から外側まで3か所程度に行う．

3．レーザータイトニング

経結膜的眼窩脂肪移動術は，皮膚を切除しないため皮膚の余剰が問題となりやすいと考えられており，40 代以上の症例に対しては，経結膜的眼窩脂肪移動術（裏ハムラ）か経皮的眼窩脂肪移動術（いわゆる表ハムラ）かどちらの手術適応が適切かでしばしば意見が分かれる．筆者の経験では50代半ばぐらいまでは大半の症例で経結膜的眼窩脂肪移動術とミッドフェイスリフトの組み合わせで十分な結果が得られるが，ちりめんジワや皮膚の余剰が問題となる場合は，積極的にレーザーでタイトニングを行っている．

炭酸ガスレーザー AcuPulse™（ルミナス社，米

国）を用いて，Deep™ モード，Energy 17.5～20.0 mJ，照射率 10％の設定で 1 パス照射している（図15，16）．

まとめ

本稿では，経結膜的眼窩脂肪移動術（通称裏ハムラ法）の手技について述べた．本法は，間口が狭いので時に非常に難しい症例があることも事実である．固定法の工夫も一長一短であるので，いくつかの手技を体得しておくことをおすすめしたい．

参考文献

1) Baylis, H. I., et al.：Transconjunctival lower eyelid blepharoplasty. Technique and complications. Ophthalmology. **96**：1027-1032, 1989.

2) Tomlinson, F. B., et al.：Transconjunctival lower lid blepharoplasty for removal of fat. Plast Reconstr Surg. **56**：314-318, 1975.

3) Hamra, S. T.：The role of orbital fat preservation in facial aesthetic surgery. A new concept. Clin Plast Surg. **23**：17-28, 1996.

4) Goldberg, R. A.：Transconjunctival orbital fat repositioning：transposition of orbital fat pedicles into a subperiosteal pocket. Plast Reconstr Surg. **105**：743-748, 2000.

5) Kawamoto, H. K., et al.：The tear"TROUF" procedure：transconjunctival repositioning of orbital unipedicled fat. Plast Reconstr Surg. **112**：1903-1907, 2003.

6) Momosawa, A., et al.：Transconjunctival orbital fat repositioning for tear trough deformity in

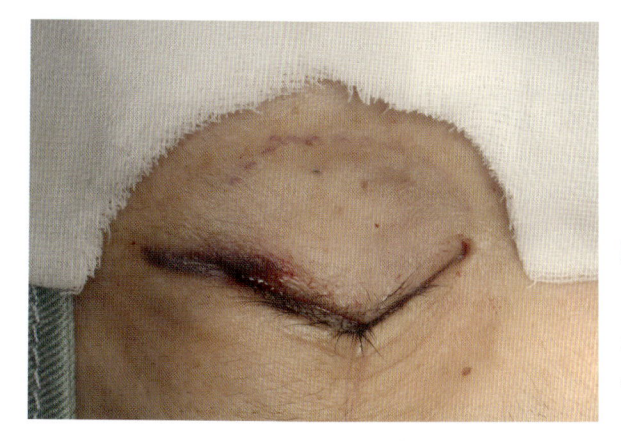

図 15.
レーザー照射の準備
コンタクトシェルを装着し，瞼縁に牽引糸をかける．生食ガーゼを円形に切り取りカバーすると照射しやすい．

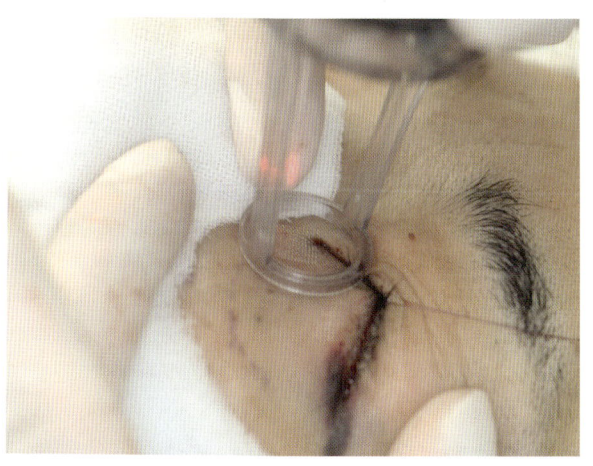

図 16.
レーザー照射
炭酸ガスレーザー(ルミナス社製 AcuPulse™)の Deep™ モードを用いている．

a | b

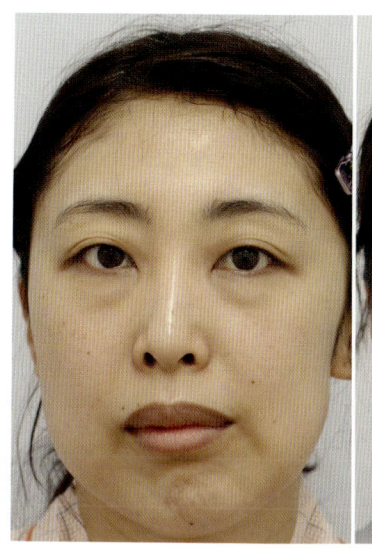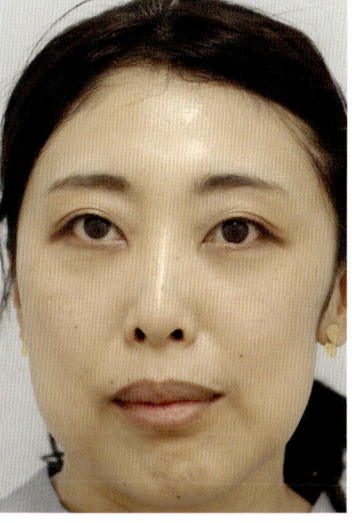

図 17.
症例：37 歳，女性
目袋変形を主訴に来院した．静脈麻酔下に経結膜的眼窩脂肪移動術，ミッドフェイスリフトを施行した．
十分満足のいく結果を得た．
　a：手術前
　b：術後 3 か月

young Asians. Aesthetic Surg J. **28**：265-271，2008.
7) 百澤　明：眼瞼周辺の若返り手術―手術と非手術，手術による若返り術：下眼瞼．形成外科．**51**：887-895，2008.
8) 百澤　明：【How to 局所麻酔＆伝達麻酔】上下眼瞼手術の局所麻酔のコツ．PEPARS．**127**：8-14，2017.
9) 百澤　明：【眼瞼の美容外科　手術手技アトラス】下眼瞼形成術　経結膜的眼窩脂肪移動術による下眼瞼形成術．PEPARS．**87**：111-116，2014.
10) Paul, M. D., et al.：The Evolution of the midface lift in aesthetic plastic surgery. Plast Reconstr Surg. **117**：1809-1827, 2006.

PEPARS No.213：56-63，2024

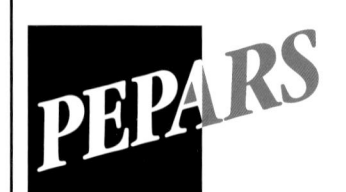

経皮アプローチでのグラマラスライン（下眼瞼下制術）

福田慶三[*1]　積山真也[*2]

Key Words：グラマラスライン(glamorous line)，下眼瞼下制術(lower eyelid lowering)，たれ目(droopy eye look)，capsulo-palpebral fascia；CPF，涙袋(smile band)

Abstract　　下眼瞼の瞼縁を下方に引き下げて目を大きく見せる手術は，広比らが 2011 年に雑誌 Plastic and Reconstructive Surgery で報告した「the lowering the lower eyelid procedure」と，2009 年発行のセレクト美容外科・眼瞼【改訂第 2 版】の「グラマラスライン」のみであり，本誌でアップデートすることを目的としている．当施設では経結膜アプローチから始まった術式だが，現在はほぼ経皮アプローチを第 1 選択にし，術後の後戻りや結膜浮腫といった問題が少なくなった．経皮アプローチでは同時に涙袋を形成することも行っている．本稿ではグラマラスライン手術の歴史や手術のコンセプト，また術中操作の工夫を述べる．

グラマラスラインは，下眼瞼の瞼縁を下げることで瞼裂縦径を下方向に大きくすることで目が大きく見えるようにする手術である[1]．下眼瞼を下げる手術は広比らが 2004 年の第 49 回日本形成外科学会・学術集会で初めて報告した下眼瞼拡大術（下眼瞼下制術）がオリジナルである．ちょうどその当時人気のあったあゆ（浜崎あゆみ）が下眼瞼の瞼縁が下方に丸く下がった形をしていたため，"あゆ"の目になりたいという患者からのリクエストが多かった．広比らの方法では経結膜アプローチで結膜と下瞼板筋の間を剝離し，瞼板筋を瞼板にタッキングすることで下瞼を下方に引き下げ，同時に睫毛下で皮膚切除も行う[2]．2004 年に広比が日本形成外科学会総会で発表した内容に基づい

て手術を始めたが下瞼板筋のタッキングでは下制効果が安定しなかった．そんな時，当時名古屋第二日赤病院形成外科部長だった並木先生から capsulo-palpebral fascia(CPF)をタッキングした方がいいと助言をもらい，グラマラスライン手術を始めた．睫毛内反の発症率が低いこと，また涙袋を望む症例が多く，皮膚切除をすると涙袋が作りにくくなることを考慮して，グラマラスライン手術時には皮膚切除は行わないこととした．

グラマラスラインの再手術例や眼窩脂肪切除の既往のある症例では，CPF 前面の瘢痕癒着が強く展開が難しいため，視野確保が容易な経皮アプローチを用いていた．症例を重ねるにつれて，経皮アプローチでは経結膜アプローチに比べ術中の結膜の浮腫が少なく，術中の下げ幅の調整がやりやすい，また術後の後戻りが少ないことがわかってきた．2018 年頃からは基本的に経皮アプローチでグラマラスラインを行っている（図 1，2）．

[*1] Keizo FUKUTA，〒104-0061　東京都中央区銀座 2-6-12 大倉本館 5 階　ヴェリテクリニック
[*2] Shinya TSUMIYAMA，同銀座院，院長

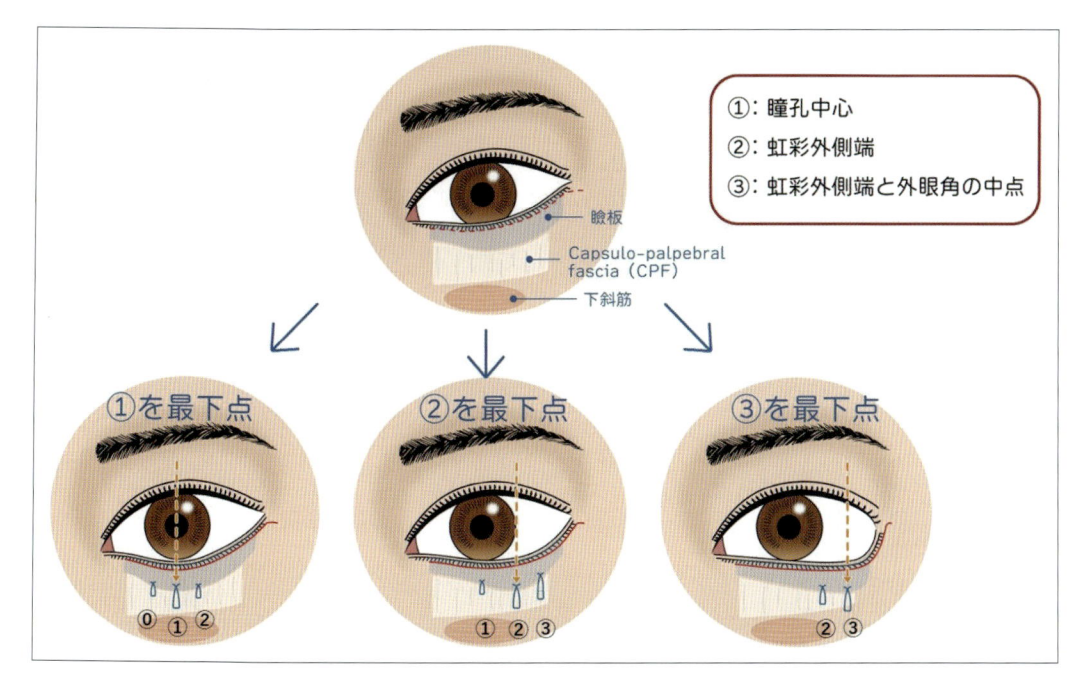

図 1. グラマラスラインのデザインと目元の変化
① 瞳孔中心．目を縦方向に最も大きく見せるデザイン．たれ目調にはならない．
② 虹彩の外側端．目を大きくかつたれ目調になる．
③ 虹彩外側端と外眼角の中点．最もたれ目にみえる．下三白眼になりにくい．

①：瞳孔中心
②：虹彩外側端
③：虹彩外側端と外眼角の中点

①を最下点
②を最下点
③を最下点

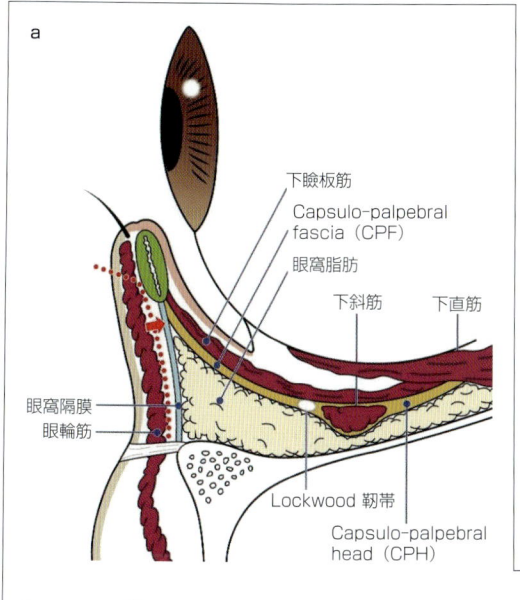

a

下瞼板筋
Capsulo-palpebral fascia（CPF）
眼窩脂肪
下斜筋　下直筋
眼窩隔膜
眼輪筋
Lockwood 靭帯
Capsulo-palpebral head（CPH）

図 2.
下眼瞼の解剖と経皮アプローチによるグラマラスラインの概要
　a：下眼瞼の解剖と経皮アプローチ．CPF は，下直筋の筋膜から起始する CPH が Lockwood 靭帯より瞼縁側で名称を変えた構造物で，瞼板に停止する．
　b：眼輪筋の後面(眼窩隔膜前面)を剥離．眼窩隔膜を翻転部で切開する．
　c：眼窩脂肪を押し下げて CPF を露出する．CPF に糸を通し，瞼板下縁にタッキングする．必要なら眼窩脂肪を切除する．
　d：CPF のタッキングにより，瞼板下縁で結膜と CPF がたたまれる．皮膚は切除しないで閉創する．

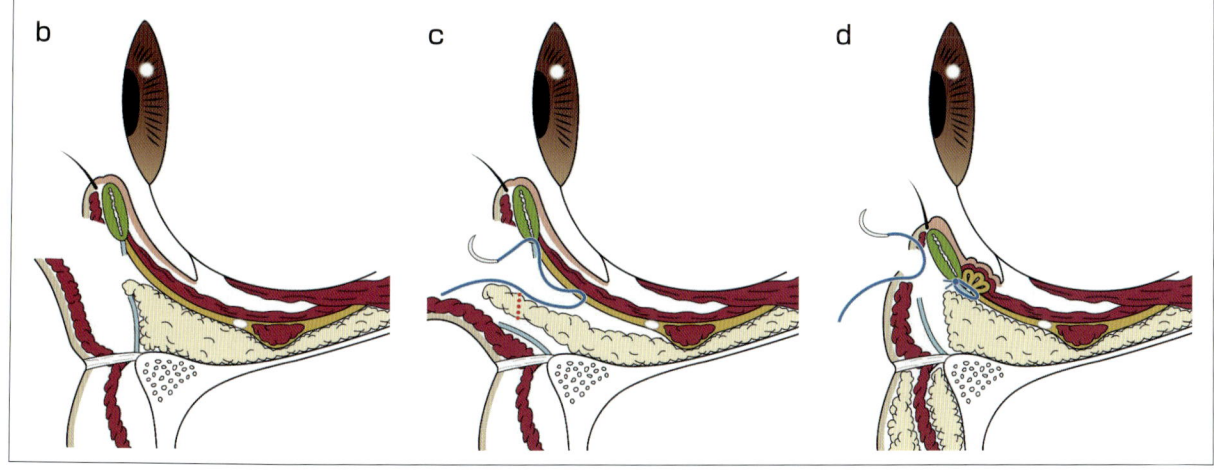

b　　　　　　　　　c　　　　　　　　　d

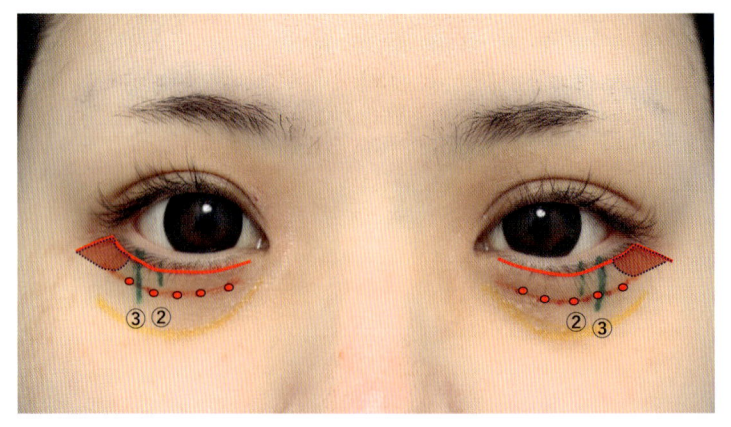

図 3. デザイン

赤線：睫毛下の皮膚切開線
緑線：本症例は ③ をボトムとしたデザイン．③ と ② の位置を記している．
橙線：涙袋の溝のライン
赤点：涙袋の下縁をアンカーするため 5 か所に小切開を加える．
黄：眼窩縁のライン

術前のデザイン（図 3）

下眼瞼に，① 瞳孔の中心，② 虹彩の外側端，③ 虹彩外側端と外眼角の中点を通る垂線をマークする．① と ② と ③ の点下方に引っ張ってみて患者にどの形が好みか選んでもらう．

2018 年からの 4 年間での統計では ② を最下点にする希望が最も多く（75％），次いで ③（21％），① は（4％）であった．

下げ幅に関しては，下三白眼にならない方がよいのか，なった方がよいのかを相談する．

目袋が認められる症例では眼窩脂肪の切除をするかどうかを確認する．さらに，経皮アプローチに変更して以来，涙袋形成を同時に行うかどうかも相談する．

麻　酔

ラリンゲルマスクで気道を確保して静脈麻酔で行っている．

切開および剝離

最も下げたい点（ボトム）の睫毛縁に 6-0 ナイロン糸を通してマークする．

睫毛下と目尻外側の皮膚（約 8 mm 長）を切開し，眼科剪刀にて瞼板前部の皮下を剝離する．瞼板下縁を越えたところで筋線維に沿って眼輪筋を切開し，眼輪筋下面（眼窩隔膜前面）を眼窩下縁まで剝離する．

これ以降の手術操作は経結膜アプローチのグラマラスラインと同じである．

眼窩隔膜の切開（図 4）

眼球を圧迫すると眼窩隔膜が膨隆するため，瞳孔中心線の位置で膨隆の最頭側で横切開すると眼窩脂肪が少量はみ出てくる．隔膜後方のスペースに入ったことが確認できたら，隔膜のできるだけ上端部で内側と外側に隔膜を横切開する．

Capsulo-palpebral fascia（CPF）の展開（図 4）

眼窩脂肪を鈍的に筋鈎で下方に押し下げると，その下に CPF が確認できる．これは上眼瞼の挙筋腱膜に相当する構造物である．腱膜は外側が白く，内側は脂肪沈着していることがある．これに対し，CPF は内側では白い膜状であるのに，外側では脂肪が沈着している．中央から内側では隔膜翻転部から 10 mm ほど遠位にピンク色の下斜筋が確認できる．脂肪を上手くどけると CPF と下斜筋の表面を覆う薄い膜を温存することができる[3]．CPF 展開操作中にこの膜が破れると下斜筋が直接露出することになるが，手術を継続するの

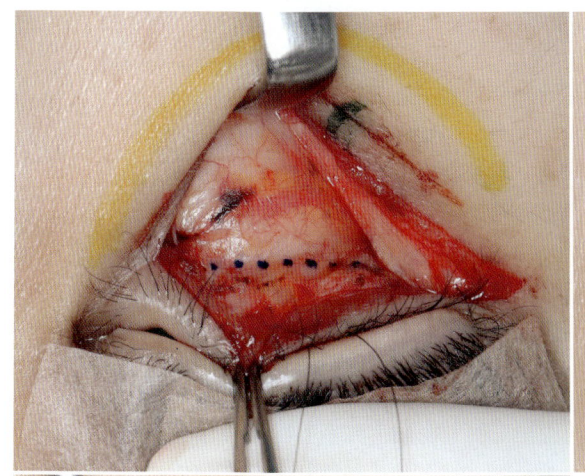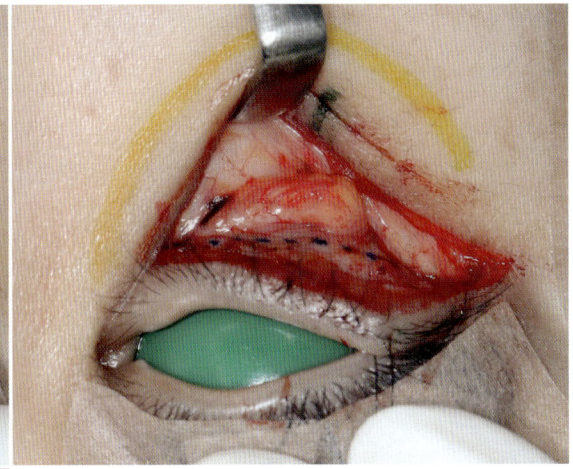

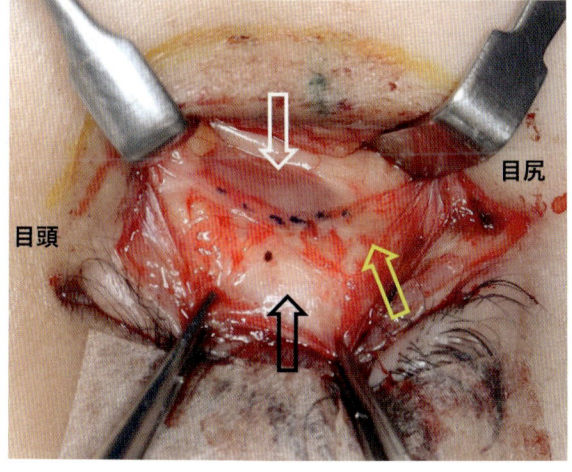

目尻

目頭

図 4. 右下眼瞼の CPF の同定

a：皮膚眼輪筋弁を挙上し，眼球を圧迫すると眼窩隔膜が膨隆する．眼窩隔膜頭側端にマーキングをしている．

b：眼瞼中央部で眼窩隔膜の頭側端を小切開すると，眼窩脂肪が脱出する．

c：眼窩隔膜頭側端を内側から外側まで切開し，眼窩脂肪を下方に圧排するとCPFを同定することができる．CPF は眼瞼中央部は白い膜構造(黒矢印)であるが，外側では脂肪組織を含んでいる(黄色矢印)．CPF の下方に下斜筋(白矢印)が存在する．下斜筋の頭側端にマーキングをしている．

に支障はない．

瞼板下縁の展開

瞼板前面に残した眼輪筋は上方に牽引し，CPFの前転を行う位置で瞼板の下縁で CPF との連続性を切断して瞼板下縁を露出する．

CPF の前転（図 5）

術前に決めた最下点からCPF の前転を行う．まず片側で隔膜切開部から 10 mm 下方の CPF に糸を通し，瞼板下縁に糸を通した後，片蝶々結びで仮固定する．下がり具合をここで確認して，必要ならCPF上の糸を通す位置を上下に変更して，下げ幅を調整する．この際の目安として CPF 上の 3 mm の変更が下眼瞼下げ幅 1 mm に相当することが多い．次に対側で最下点の仮固定を行う．隔膜切開部の位置や下斜筋の上縁を解剖学的指標としてCPF上の糸を通す位置を左右で合わせる．もちろん，左右で下眼瞼の下がりが同じになるように調節する．

①をボトムにする場合は②と虹彩内側(⓪とする)に固定を追加する．その際の CPF 前転量は

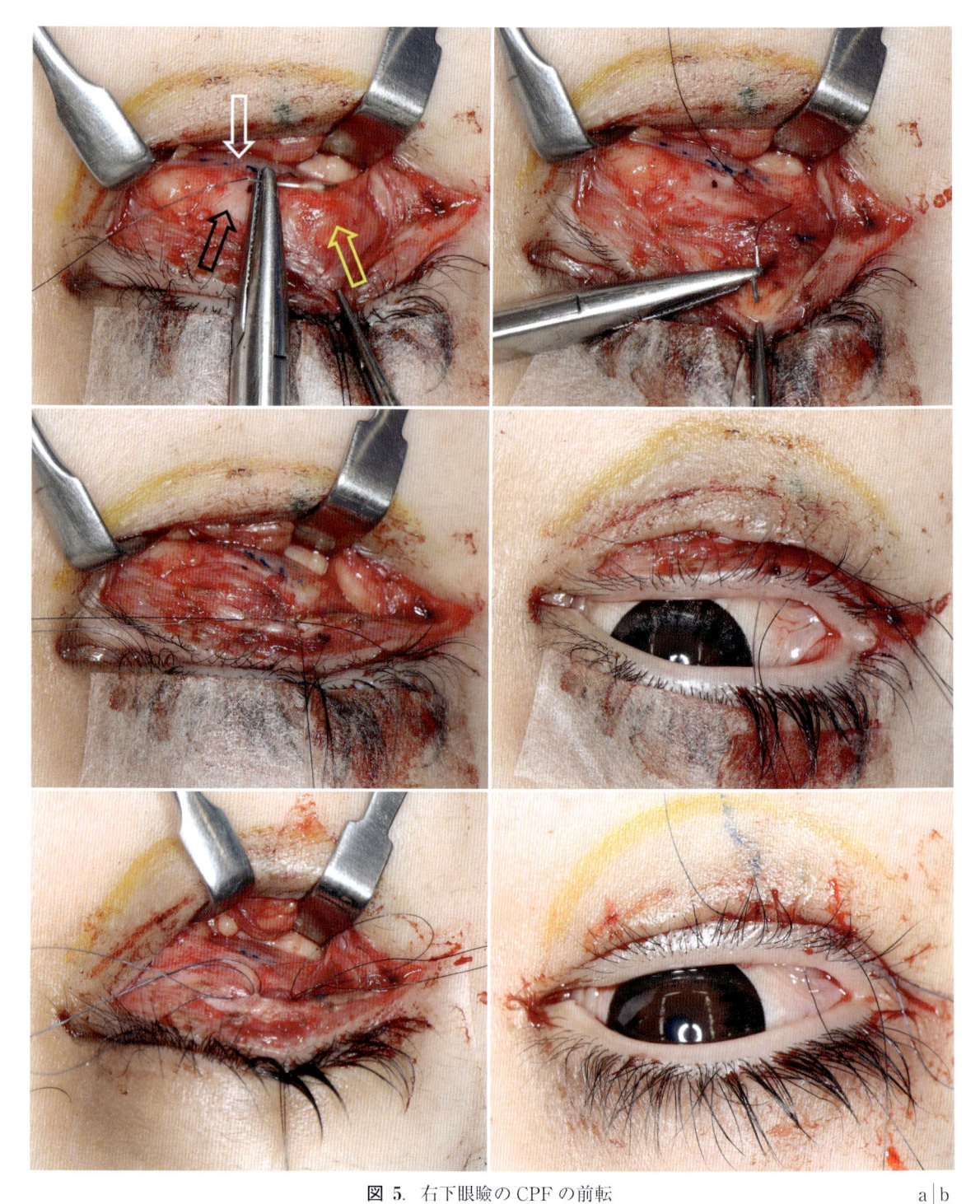

図 5. 右下眼瞼の CPF の前転

a：最も下げたい部位（本症例では ③）の CPF（外側の脂肪を含む膜組織）に 6-0 黒ナ
　　イロン糸をかける．下斜筋の 2 mm 頭側を捉えている．
b：次いで瞼板下縁に糸を通す．
c：片蝶々結びで仮縫合をする．
d：③ のみの前転では下眼瞼縁が直線的でなめらかなカーブを描いていない．
e：② に 6-0 青ナイロン糸をかけて CPF の前転を追加した．
f：③ をボトムとするなめらかなカーブが得られた．

a	b
c	d
e	f

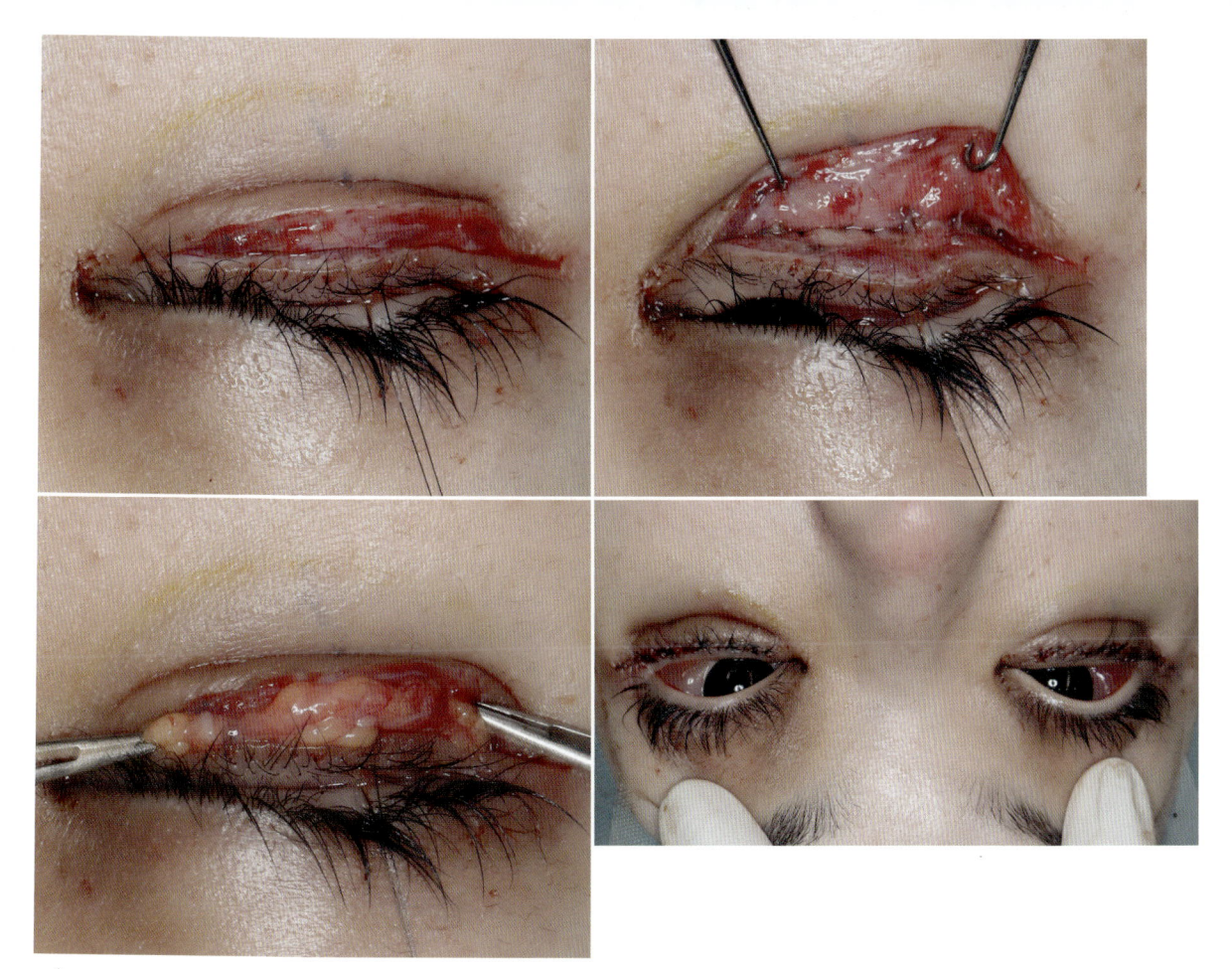

図 6. 涙袋形成

a，b：術前にマーキングをした涙袋下縁に沿って5か所の皮膚に小切開を加え，真皮と眼輪筋を瞼板下縁に埋没縫合する．目尻では眼輪筋弁を作成して眼窩外側壁の骨膜につり上げ固定する．

c：切除した眼窩脂肪を利用し，瞼板前に脂肪移植する．

d：閉創直後

⓪：①：②を1：2：1にすることが多い．

②をボトムにする場合は③と①で前転を追加する．前転量は①：②：③を1：2：2にすることが多い．

③をボトムにする場合は②に前転を追加する．前転量は②：③を1：2にすることが多い．

下眼瞼の下がり具合と瞼縁のカーブを確認し，必要ならば前転量を調節する．確認は通常麻酔下で行っているが，患者を覚醒させて坐位で確認することもある．

納得のいく下がり具合とカーブが得られたら，仮固定の糸をしっかりと結紮する．

皮膚縫合

術前から睫毛内反がある症例は別として，通常皮膚は全く切除しないで皮膚縫合する．

眼窩脂肪の処置

目袋の改善を希望する症例と涙袋形成を希望する症例では隔膜切開時にはみ出してきた眼窩脂肪を切除する．

涙袋の作成（図6）

涙袋形成術を希望する症例では術前に涙袋の下縁の位置を決定し，皮膚にラインを描き，内側か

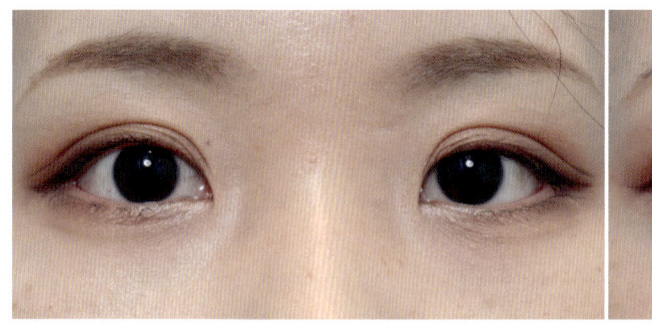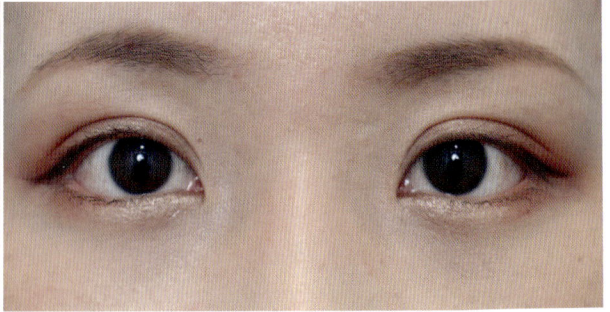

図 7. 症例 1：③ をボトムにした症例 　　　　　　　　　　　　　a｜b
　　　目の既往歴：なし
　　　　a：術前
　　　　b：術後 6 か月

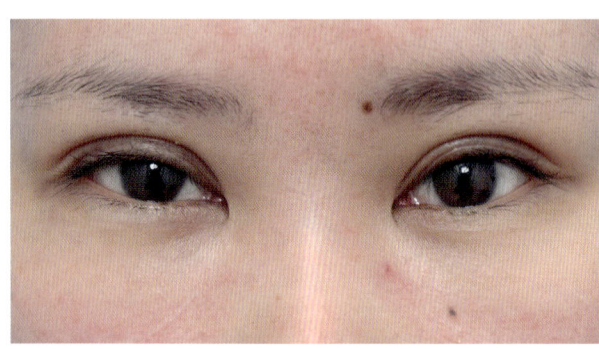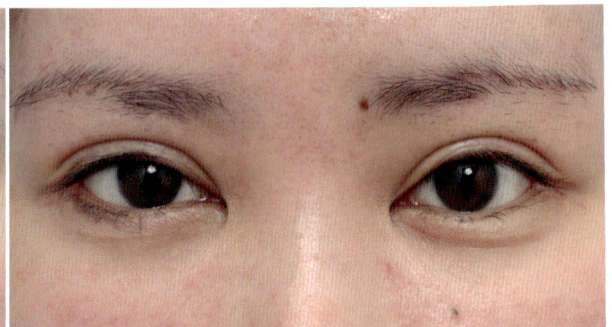

図 8. 症例 2：② をボトムにした症例 　　　　　　　　　　　　　a｜b
目の既往歴：スカーレス切開重瞼術
a：術前
b：術後 8 か月．グラマラスライン手術時に眼窩脂肪を切除した．術後涙袋が強調さ
　れている．

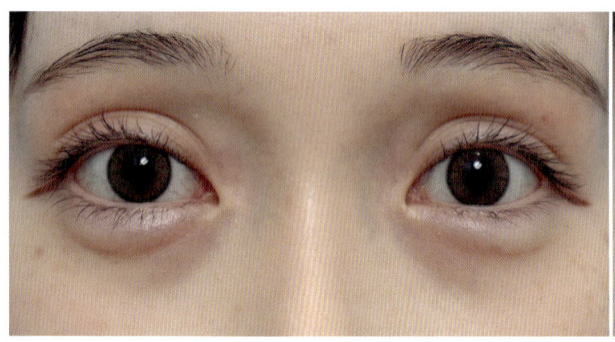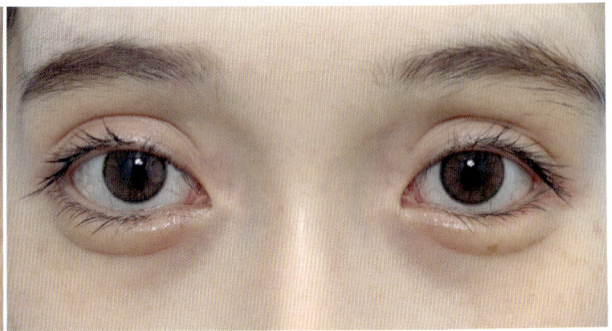

図 9. 症例 3：② をボトムにした症例 　　　　　　　　　　　　　a｜b
目の既往歴：涙袋のヒアルロン酸注入
a：術前．注入したヒアルロン酸が下方に拡散しやすい．
b：術後 3 か月．グラマラスライン手術時に涙袋下縁の溝を作成した．

ら外側までおよそ5 mm 間隔で5か所マークする．手術開始時にその5か所に小切開を加える．CPF 前転が終了したら，目尻の部分で皮膚と眼輪筋を涙袋の縦幅分だけ剝離して，眼輪筋弁を作成する．この眼輪筋弁を外眼角の眼窩外側壁の骨膜につり上げ固定する[1]．さらに，5か所の小切開では5-0 吸収糸で瞼板下縁に埋没固定を行い，涙袋下縁の溝を形成する．さらに，瞼板前面に切除した眼窩脂肪，それがない時はへそから採取した脂肪を移植して涙袋の膨らみを作成する[4]．

術後の問題と対処

左右差や下げ幅の過不足が認められたら，術後1週間目に判断してその日に修正を行うようにしている．術後1週間目で判断がつかない時は，4か月以降に修正を行う．実際，1週間後に8%，4か月以降で28%に CPF 前転量の増減を行った．

睫毛内反は下げ幅が大きくなればなるほど，起きやすい．自験例では8%に見られた．睫毛内反が生じた時には1か月経過をみて，改善がなければできるだけ早く治療を行う．治療法としては，睫毛下の皮膚切除または，下げた下眼瞼を戻すことを行っている．

以前行っていた経結膜アプローチでは2週間以上続く球結膜浮腫が12%の症例に認められた．しかし，経皮アプローチでは2週間以上続いた症例は1例もなかった．

下眼瞼の下方移動量が多いと，下眼瞼の余剰結膜が露出することがある．経皮アプローチ150例中7例で2週間以上結膜の露出が持続した．6例は1か月以内に改善したが，1例では3か月経過しても改善しなかったので，余剰結膜の切除を行った．

参考文献

1) 美容塾：セレクト美容外科・眼瞼 改訂第2版. 克誠堂出版, 2009.
2) Hirohi, T., Yoshimura, K.：Vertical enlargement of the palpebral aperture by static shortening of the anterior and posterior lamellae of the lower eyelid：a cosmetic option for Asian eyelids. Plast Reconstr Surg. 127(1)：396-406, 2011.
3) Kakizaki, H., et al.：The lower eyelid retractor consists of definite double layers. Ophthalmology. 113(12)：2346-2350, 2006.
4) Mizuno, T., Yamamoto, A.：Pretarsal augmentation of the lower eyelids using fat grafts in Asian patients. Aesthet Surg J Open Forum.(5) ojad：108, 2023.

PEPARS No.213：64-73, 2024

◆特集／下眼瞼の美容外科

骨膜下ミッドフェイスリフト

田中　哲一郎*

Key Words : 骨膜下ミッドフェイスリフト(subperiosteal midface lift)，下眼瞼除皺術(lower eyelid rhytidectomy)，眼窩脂肪移動術(orbital fat transposition)，中顔面リフト(midface lift)，脂肪移植(fat grafting)

Abstract　　下眼瞼のシワ・変形に対して中顔面を骨膜下で剥離挙上した後，脂肪移植を行った治療方法を報告する．下眼瞼のシワ・変形に対しては従来のヒアルロン酸などの注入，皮膚切除，脂肪移植，眼窩脂肪の移動術などが広く行われている．しかし，シワ・変形の根本的な原因は中顔面組織の下垂と顔面組織量の減少であるため，筆者は中顔面を挙上して，脂肪を移植することが根本治療であると考えた．中顔面を骨膜下に広範剥離して骨膜弁として挙上し，下眼瞼縁の骨膜の縫い代に引き上げて固定する簡便な方法である．やや目頭寄りに引き上げることが生理的な引き上げ方向であり，整容的に良好であることが多い．満足感が低かった症例としては，中顔面が引き上がり過ぎて頬がこけたといった症例が1例，血腫による下眼瞼の外反が1例認められた．

はじめに

　下眼瞼のシワは，皮膚や皮下組織を支えている支持靱帯が加齢で劣化することにより生じる[1]．支えられている脂肪などの皮下組織が靱帯の弛みによって下垂すると，下眼瞼には鼻瞼溝(naso-jugal groove)や瞼頬溝(palpebro-malar groove)および頬溝(malar groove)といったシワが現れる(図1)．

　目袋が高度に突出した変形の場合には，治療法として眼窩脂肪移動術(以下，ハムラ法)が行われることが多い(図2)[2~4]．しかし，ハムラ法によりシワが改善しても，頬の位置が下垂し，痩せた顔貌のままであることを稀に経験する(図3)．原因としては，中顔面組織の過度な下垂や，顔面組織

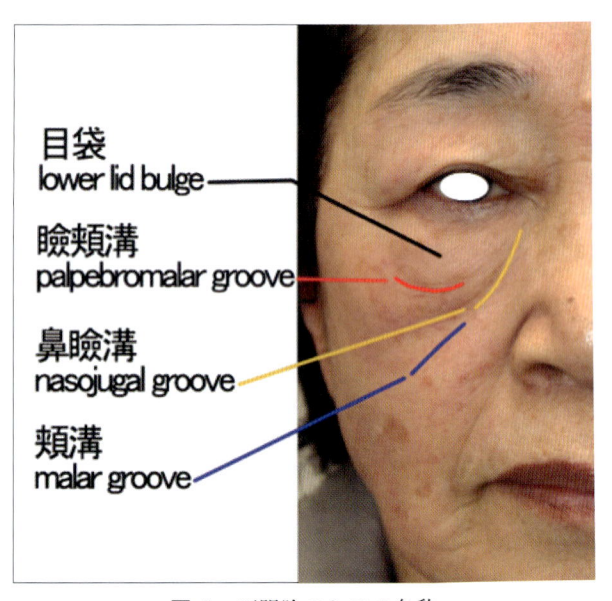

図 1. 下眼瞼のシワの名称
皮下組織が弛んだ靱帯を越えて下垂し，それがタルミと認識される．皮膚の伸展があれば，さらにそのタルミの程度は増すことになる．その結果，下眼瞼には瞼頬溝や鼻瞼頬および頬溝といった名称のシワが現れる．

* Tetsuichiro TANAKA，〒105-0013　東京都港区浜松町2-13-9 Yolo ビル3階　TETSU 形成・美容クリニック，院長

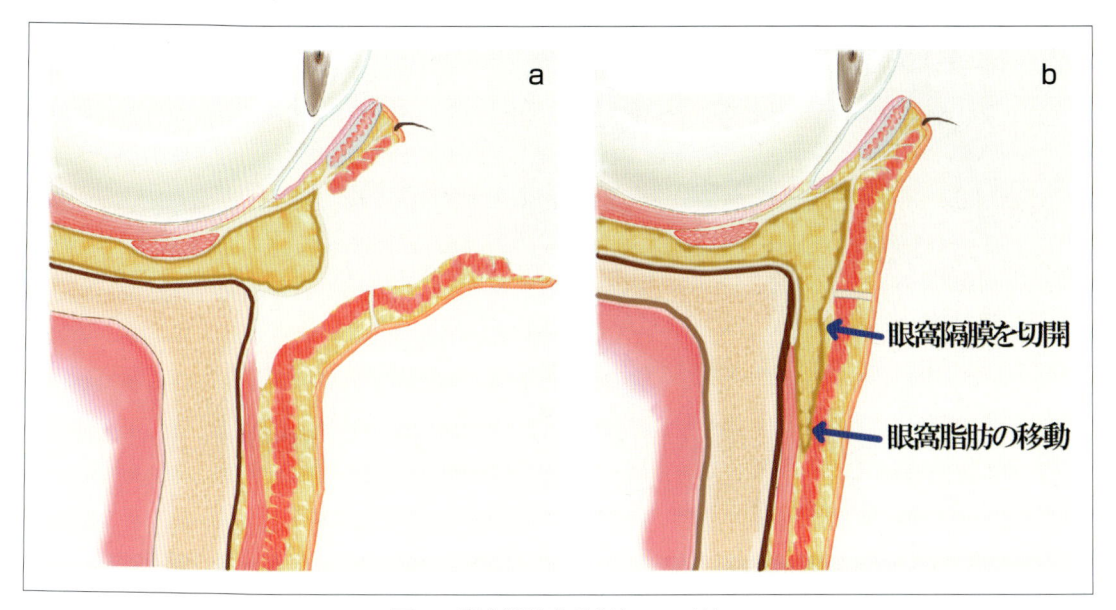

図 2. 眼窩脂肪移動術（ハムラ法）
a：眼窩隔膜上〜眼窩下縁骨膜上を剥離する．
b：眼窩隔膜を切開して眼窩脂肪を尾側へ移動させる．

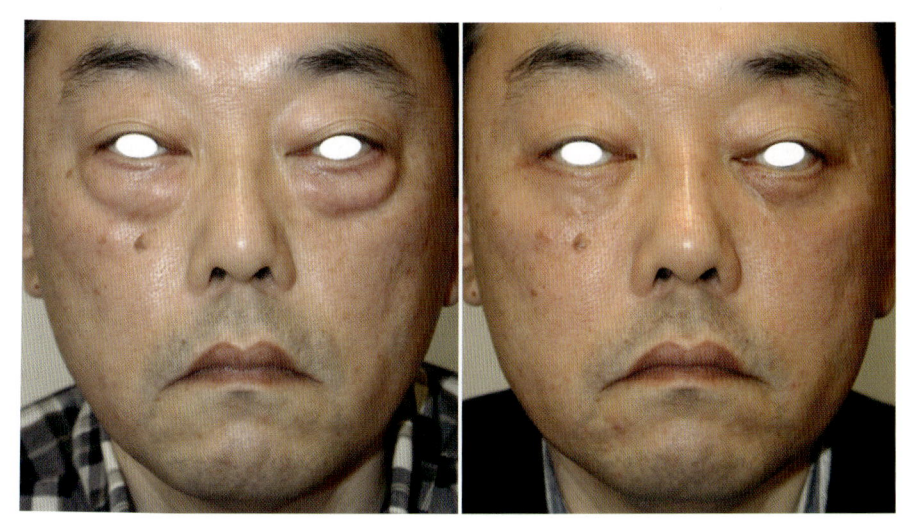

a | b

図 3. ハムラ法のみを行った症例
a：術前
b：術後6か月．目袋は改善したが，頬の位置が下垂し，痩せた顔貌である．

量の減少，いわゆる "skeletonization"[5]が考えられる．

それらの原因を解決するために，今回，我々は，眼窩下縁から上顎骨〜頬骨骨膜下を広範に剥離して下眼瞼から頬部の組織を頭側方向に牽引する方法[6)7]と，脂肪移植を追加する方法を行い，ほぼ満足する結果を得たので報告する．

適 応

下眼瞼から頬部の軟部組織が下垂し，さらに顔面の組織量がやせて減少し余剰皮膚が多くなっている症例が適応となる．また，下眼瞼注入異物除去後の皮膚欠損症例や，下眼瞼外反症例にも適応が可能な場合がある．

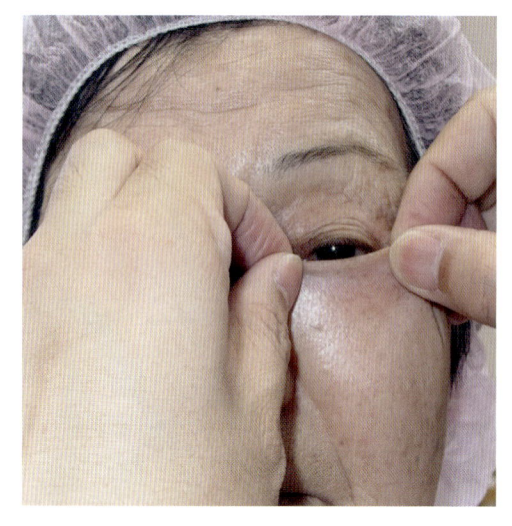

図 4.
中顔面を頭側へ引き上げたシミュレーション
座位で下垂した中顔面をどの程度移動させればよいか，移動距離を大まかに把握する．

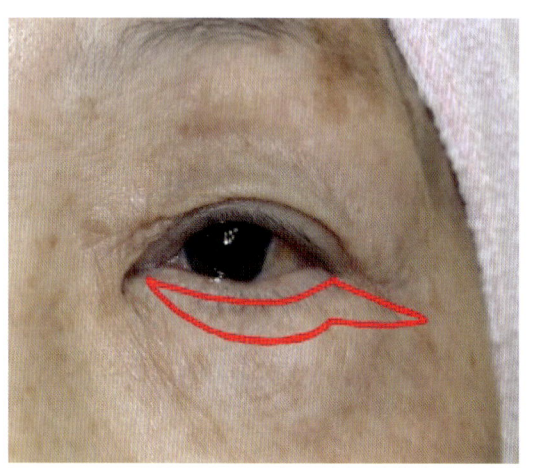

図 5．従来の睫毛下切開のデザイン
中顔面組織の目頭方向への移動には適さない．

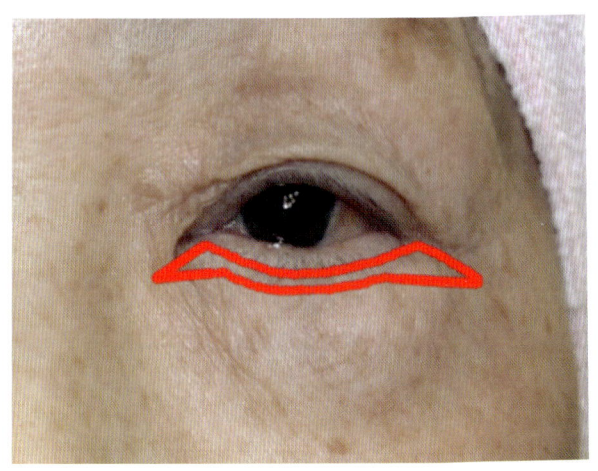

図 6．睫毛下切開のデザイン
眼瞼内側と眼瞼外側で余剰皮膚を多く切除するデザインとしている．眼瞼外側への切開線は短縮できる．眼瞼中央部位の皮膚切除は控えめとする．

方 法

睫毛下切開から上顎骨と頬骨へアプローチする．

1．デザイン

術前に，座位で下垂した下眼瞼と頬部の皮膚を指で頭側方向へ押し上げ，顔貌の変化を観察する．これにより，どの程度移動させればよいか大まかな移動距離を把握する（図 4）．次に，座位のまま下眼瞼の余剰皮膚切除のデザインを行う．助手に下眼瞼と頬部の皮膚を頭側に移動し保持させた状態で，余剰皮膚の量を正確に把握して，睫毛下切開の尾側にその切除皮膚分の切開線をデザインする．睫毛下の切開は睫毛から 0.5 mm 離すに

とどめる．睫毛から過度に離れた切開線は瘢痕が目立つと考えている．また，眼瞼内側と眼瞼外側で余剰皮膚を多く切除するようにしている．教科書的な皮膚切除のデザイン（図 5）では中顔面は上外側に移動する．眼瞼外側での dog ear 修正となることがあり，眼瞼外側へ切開線が延長することになる場合が多い．本法は眼瞼内側と眼瞼外側で余剰皮膚を切除した結果，眼瞼外側への切開線は短縮できる．下眼瞼の中央部分では皮膚切除量が多いと容易に外反変形をきたすため，皮膚切除を控えめにした方がよい（図 6）．

剝離範囲の尾側は頬骨下稜を越えて歯肉部位まで，内側は梨状口，外側は頬骨体部の前方への突

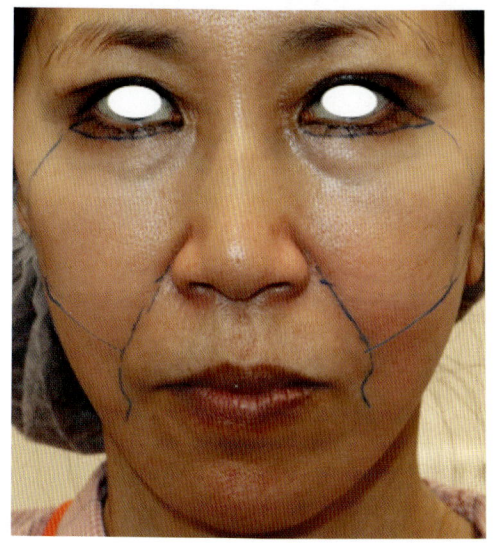

図 7. 尾側は頬骨下稜を越えて歯肉部位まで，内側は梨状口，外側は頬骨体部の前方への突出点を確実に越えた範囲を剥離デザインとする.

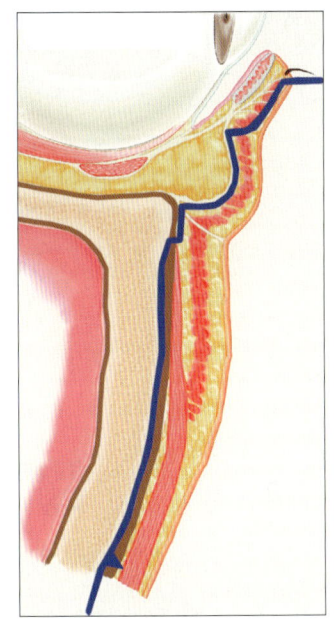

図 8. ▶
眼窩下縁部位での骨膜弁の縫い代の作成と上顎骨～頬骨骨膜下剥離のシェーマ
皮膚切開から，眼窩隔膜上，上顎骨～頬骨骨膜上，上顎骨～頬骨骨膜下へ到達する.
眼窩下縁部位に骨膜弁（縫い代）を作成する.
尾側部位で骨膜を離断する.

出点を確実に越えた範囲を剥離デザインとする（図7）.

2. 麻 酔

基本的に手術は全身麻酔で行っている.

静脈麻酔の場合は，デクスメデトミジン塩酸塩を用いている. 50 mL シリンジに生理食塩水で希釈されたキット（プレセデックス静注液200 μg/50 mL シリンジ®，ファイザー，日本）の使用が簡便である.

局所麻酔も併用し，1％ロピバカインにエピネフリンを添加して10万倍エピネフリンの混合液として使用する. この混合液で眼窩下神経ブロックを行う. 特に皮膚切開部と骨膜下には重点的に注射する.

局所麻酔後，余剰皮膚を切除し，その後，下眼瞼の尾側へ剥離を進める.

皮膚切除部尾側辺は皮膚に厚みがあるため睫毛直下の皮膚と縫合・接合すると厚みが合わない. 厚みが合わない皮膚を縫合すると，将来的には目立つ瘢痕になると考える. そのため尾側辺の皮膚はメスを皮膚面に対して45°程度寝かせて斜切開し，皮膚厚の差を少なくしている.

涙袋に相当する部分では約5 mm 幅の眼輪筋を瞼板側に温存する. その後は通常通り眼輪筋と眼

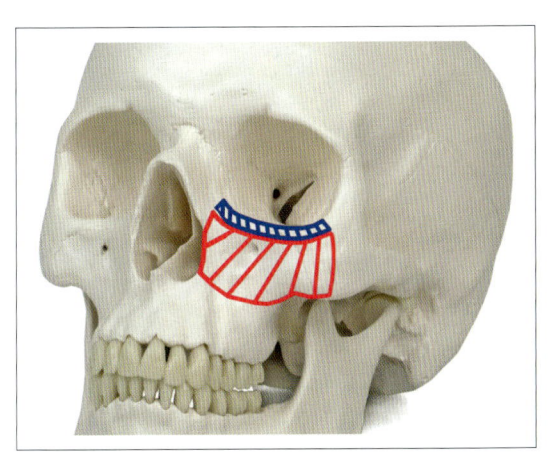

図 9. 上顎骨—頬骨骨膜下剥離範囲
眼窩下縁から骨膜上を尾側へ5 mm 程度剥離した後，骨膜を切開する. 青斜線部のごとく骨膜下を頭側に剥離して，縫合糸の骨膜弁縫い代を作成する. 上顎骨—頬骨骨膜下を眼窩下神経に注意し広範に剥離する（赤斜線部）.

窩隔膜の間を鈍的に剥離し，眼窩下縁に到達する. 眼窩下縁から骨膜上をさらに尾側へ5 mm 程度剥離し，その部位で上顎骨の骨膜を切開する. そしてこの5 mm 幅の骨膜を眼窩底に向かって剥離することで，骨膜弁の縫い代を作成する（図8）. 続いて上顎骨と頬骨の骨膜を眼窩下神経に注意しつつ広範に剥離する（図9）.

下眼瞼と頬部の軟部組織を頭側に移動する際の妨げになるのは，主に頬骨体部に存在する強靭な

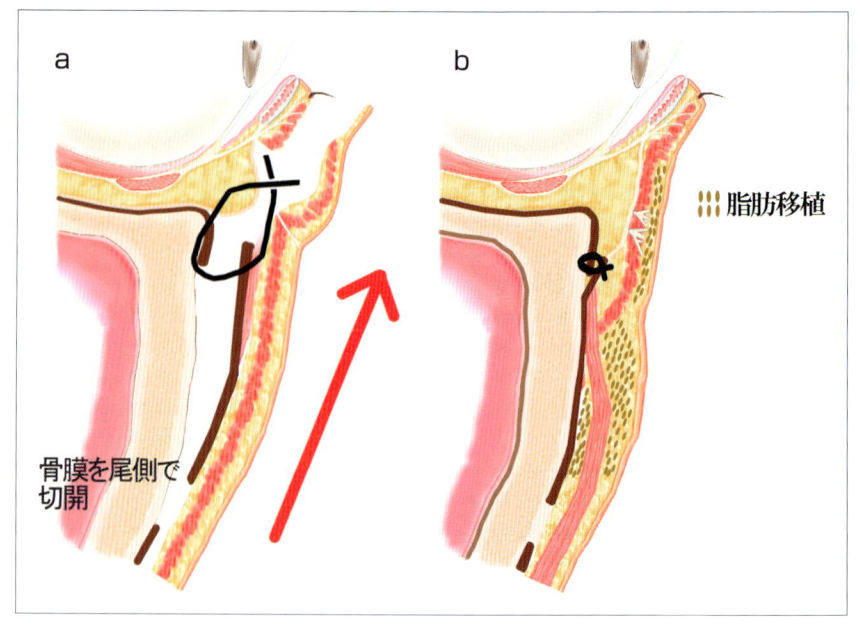

図 10. 骨膜下ミッドフェイスリフトのシェーマ

a：上顎骨〜頬骨骨膜下を広範に剝離し，できるだけ尾側で骨膜を切開する．中顔面は 1 つの面として頭側へ移動する．

b：眼窩隔膜―上顎骨骨膜（縫い代）―眼窩下縁骨膜弁部位での骨膜弁を 4-0 PDS II® で固定する．この操作によって，中顔面は頭側方向に移動し，眼窩脂肪は眼窩下縁を越え，尾側へ移動する．顔面組織量が減少した部位に脂肪を移植する．骨膜下に注入しないように注意する．

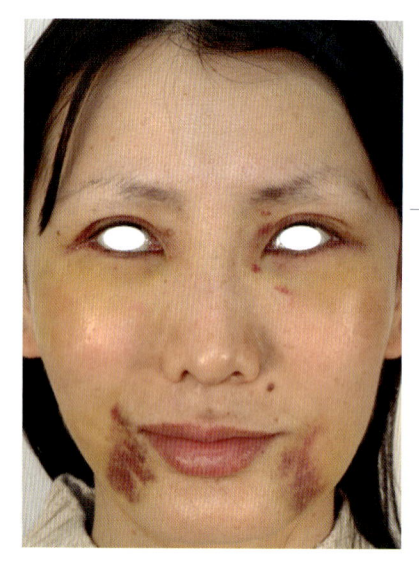

◀**図 11.**
術後 5 日．抜糸
眼窩の外側部位では眼輪筋弁の吊り上げ固定は行っていない．頬の挙上方向はやや目頭寄りが生理的な挙上方向と考えている．

骨膜である．この骨膜をメッツェンバウムで鈍的に切開し，下眼瞼と頬部の軟部組織を抵抗なく頭側に移動できるようにする．内側や外側部位にも同様に抵抗となる骨膜がある場合には，それに対しても鈍的に割を入れる．眼窩隔膜―上顎骨骨膜―眼窩下縁骨膜弁の順に 4-0 PDS II® をかけ，

時に座位にして下眼瞼外反変形になっていないかを確認しながら 4〜5 か所で縫合する．この操作によって，下眼瞼と頬部の軟部組織は頭側方向へ移動され，眼窩脂肪は眼窩下縁を越えて尾側へ移動される（骨膜下ミッドフェイスリフト，図 10）．

　糸を中顔面骨膜と眼窩脂肪のどの部位にかけるかが重要である．中顔面骨膜を過度に尾側でつかむと中顔面組織は頭側へ移動しすぎ，頬はこけ，異様な顔貌となり，眼窩脂肪をつかみ過ぎると下眼瞼は外反することになる．この絶妙な組織の移動距離が手術成績に影響を与える．また，中顔面は頭側―尾側の垂直方向への移動ではなく，やや目頭寄りへ移動させている．人は立位や臥位をとる関係上，顔面組織の伸展，下垂する方向は頭側-尾側の垂直方向ではない．正確な角度はわからな

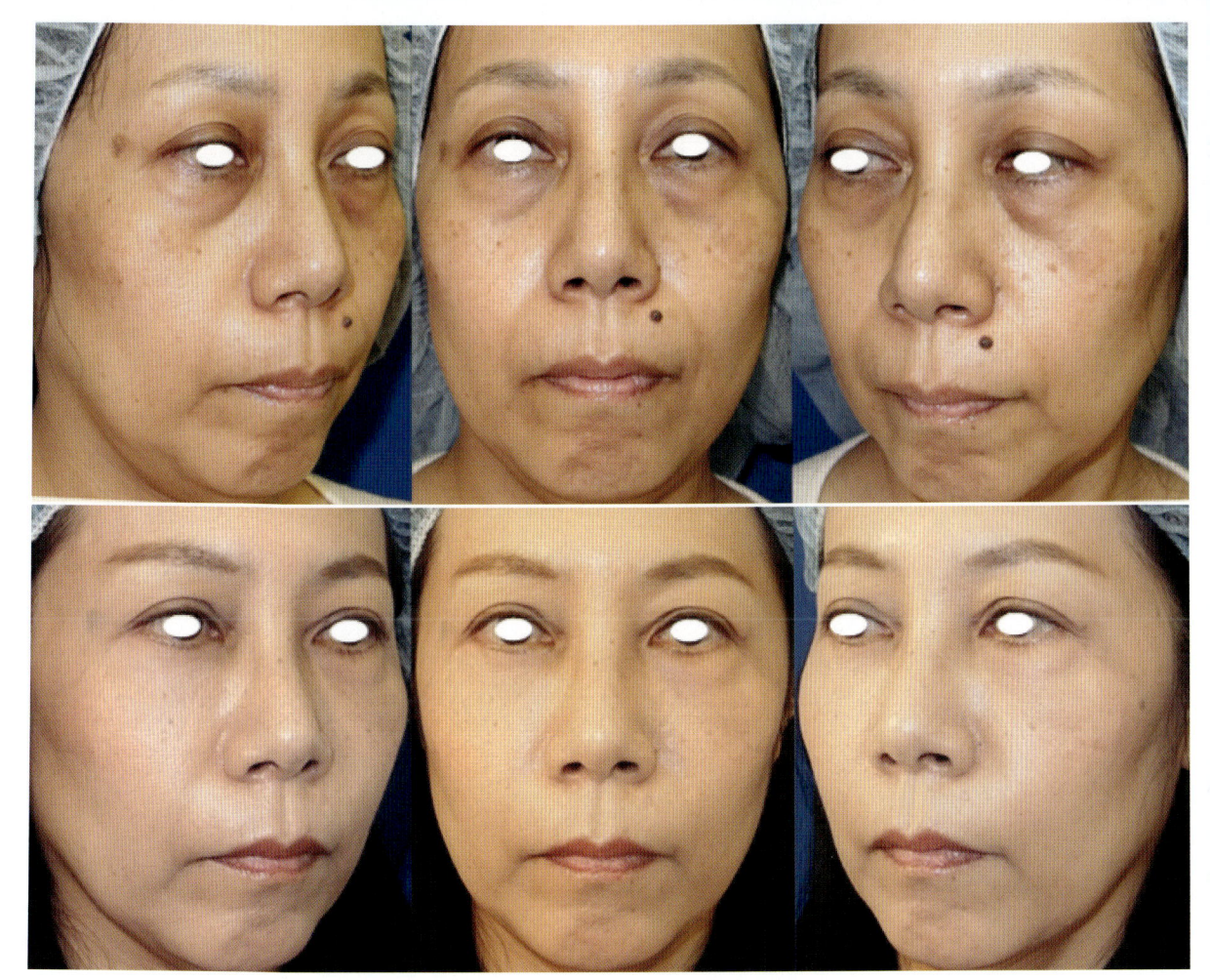

図 12. 症例 1：60 歳，女性

a：術前の所見．鼻瞼溝，瞼頬溝，頬溝が目立ち，顔面組織量は減少している．
下眼瞼から頬に脂肪を移植した．

b：術後 6 か月時の所見．頬の位置は頭側へ移動し，鼻瞼溝，瞼頬溝，頬溝は
改善した．鼻唇溝も浅くなった．

いが，目頭―下顎角の方向に多少は伸展，下垂しているはずである．よって，中顔面はやや目頭側に移動させた方が整容的に良好な場合が多い（図11）．

　眼窩の外側部位では，眼輪筋弁の骨膜や外眼角靭帯への吊り上げ固定はせず，真皮縫合を行うのみである．眼瞼の内側部でも同様に吊り上げ固定はせず，さらに真皮縫合も行わずに皮膚と皮膚のみの縫合を行う（図11）．

　移植脂肪は脂肪を加重フィルター付きのシリンジで陰圧をかけて採取し，遠心分離器にかけて不純物を除去した脂肪を用いている（図10-b）[8]．

　最後に座位でバランスを確認し，volume が不足する場合は脂肪を骨膜上から皮下へカニューレを用いて注入して手術終了とする．

症　例

症例 1：60 歳，女性

　下眼瞼のシワを主訴に来院した．鼻瞼溝と瞼頬溝および頬溝が目立つため，本法を施行した．移植脂肪は脂肪を腹部皮下から採取して不純物を取り除いた後，下眼瞼から頬部へ移植した．

　術後 6 か月時でそれらはいずれも改善し，さらに鼻唇溝も浅くなった（図12）．

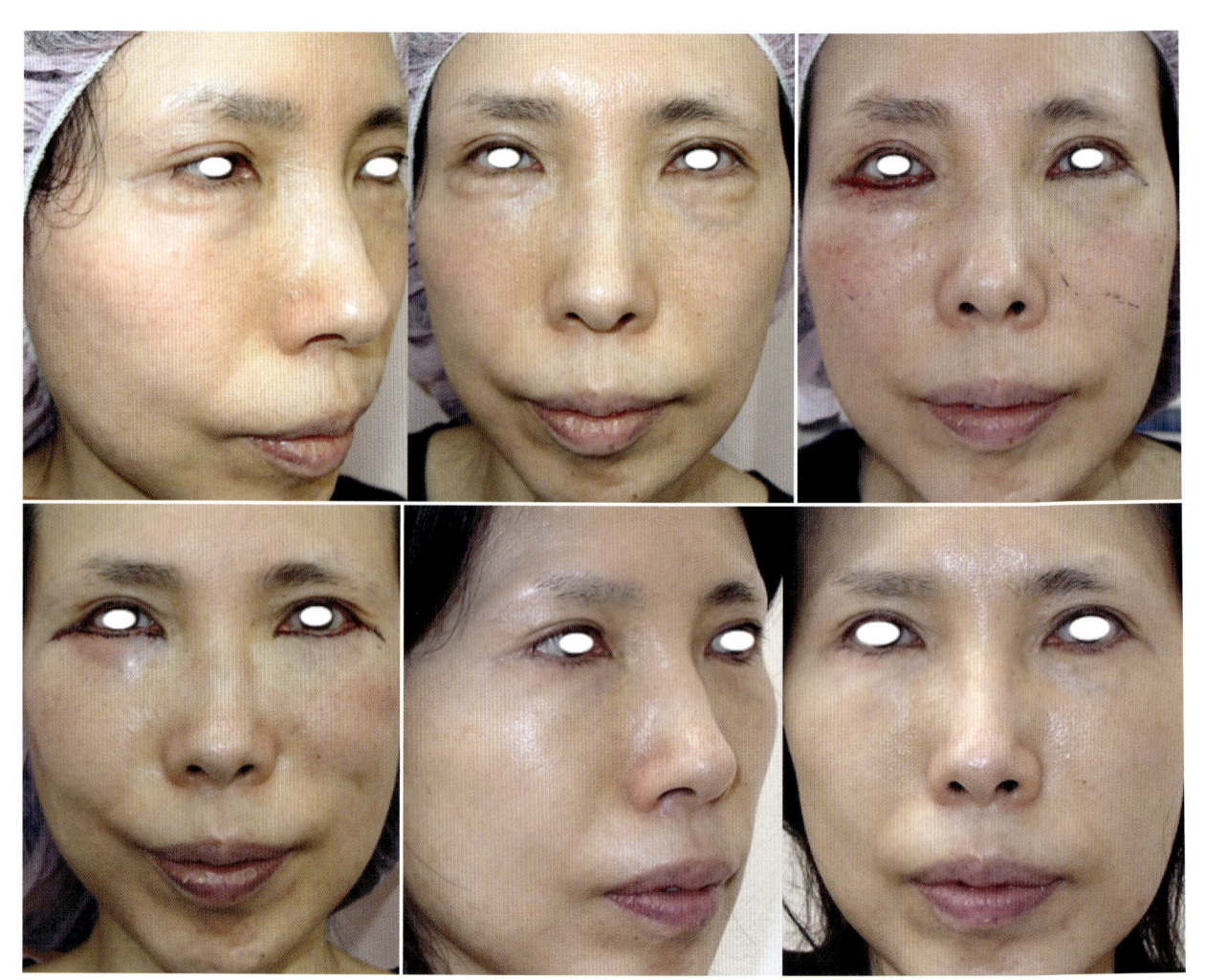

図 13. 症例 2：50 歳, 女性

a：術前の所見. 涙袋の注入異物. 異物と皮膚が癒着していた.
b：術中の所見. 皮膚, 異物を除去し, 中顔面を挙上した. 右中顔面が挙上している.
c：術直後の所見. 眼瞼外側部位で眼輪筋弁の骨膜, 外眼角靭帯への吊り上げ固定は
　　必要としない. 顔面組織量は保たれていたため, 脂肪移植は行わなかった.
d：術後 6 か月時の所見. 頬の位置は頭側へ移動し, 外反変形はない.

症例 2：50 歳, 女性

他院で両側涙袋部位への異物の注入術を受けていた. 施術後 5〜6 年が経過して注入部位が硬化したため, その除去を希望して受診した.

下眼瞼の注入異物を皮膚を含めて除去し, 本法を施行した. 顔面組織量は保たれていたため, 脂肪移植は行わなかった. 本法施行後 6 か月を経過し, 下眼瞼から頬部の軟部組織が頭側へ移動されており, 外反変形も認めなかった (図 13).

症例 3：45 歳, 女性

下眼瞼のシワ・変形の改善目的で本法を施行した. 術後 3 週目から右下眼瞼が外反した. 術後 2 か月目でも改善しなかったため, 修正手術を行った. 前回の術野を開創したところ剝離面が全体的に線維化し, 血腫による線維化・拘縮が考えられた (図 14). 線維成分を除去, 拘縮を解除し, 5-0 ナイロンを内眼角部の骨膜〜瞼板前眼輪筋内〜外眼角部骨膜に緊張をかけて固定した. 修正術後 2 か月で完全に外反変形は治癒した.

拘縮による外反の場合は拘縮期間中の尾側への引きつれに抗する牽引力を頭側にかければよいので, 5-0 ナイロンを下眼瞼の瞼板前眼輪筋内を通して頭側に牽引固定すると, 拘縮による外反は防止できる. 牽引のために埋没したナイロン糸は特

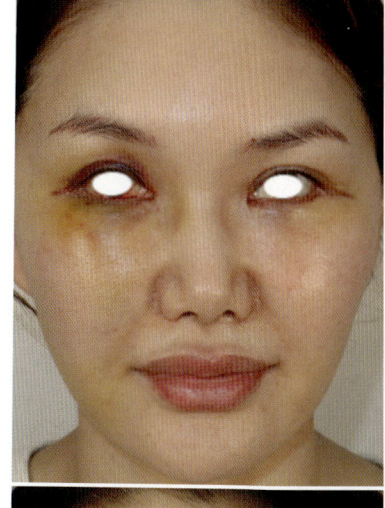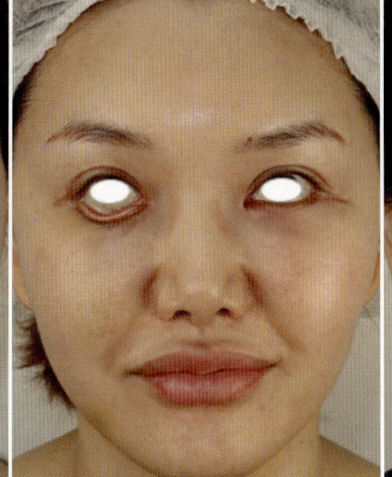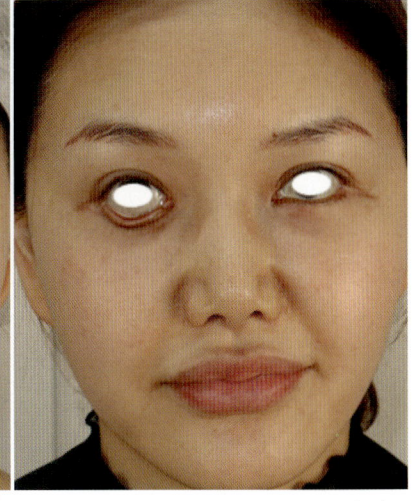
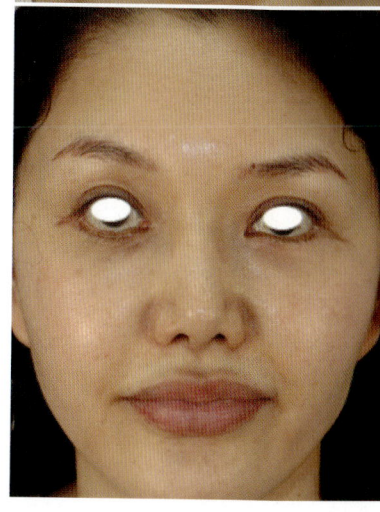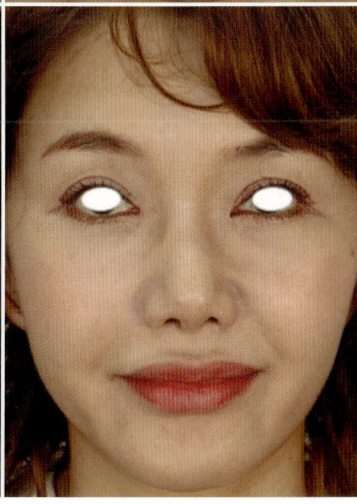

図 14.
症例 3：45 歳，女性
　a：術後 1 週．右下眼瞼の内出血が多かった．
　b：術後 1 か月の所見
　c：術後 2 か月．下眼瞼の外反変形は改善傾向を認めなかったため修正手術を行った．
　d：修正術後 1 か月の所見．外反はしていないが，下眼瞼縁は低位であった．
　e：修正術後 2 か月．下眼瞼の外反変形はほぼ治った．

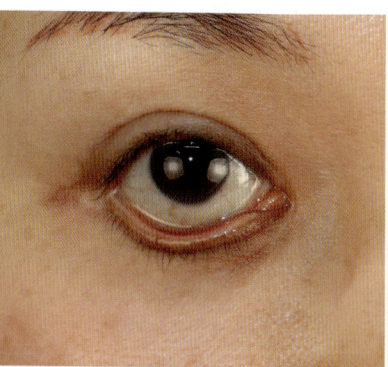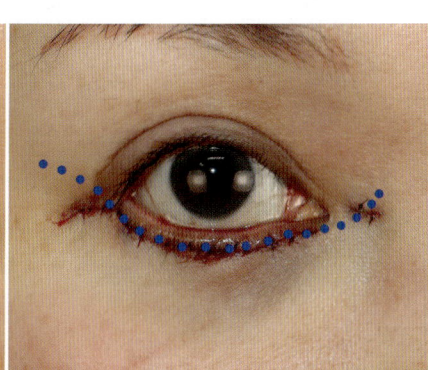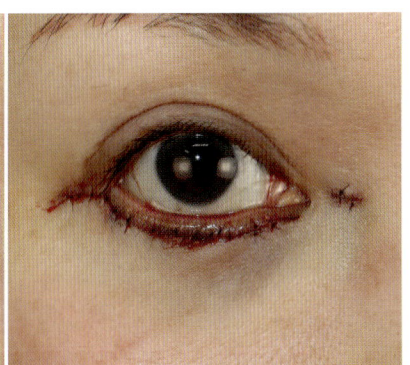

図 15.
　a：修正術前の所見．右下眼瞼の外反変形を認めた．
　b：修正術は初回切開部位を剥離・展開し，切開部位に増殖した線維成分を除去し拘縮を解除した．そのまま閉創しても拘縮して再度外反変形をきたすため，5-0 ナイロンを内眼角部骨膜〜瞼板前眼輪筋内〜外眼角部骨膜へ通し，下眼瞼を頭側へ吊り上げ固定した．
　c：修正術直後の所見
　d：修正術後 2 か月時の所見．下眼瞼の外反変形はほぼ治った．

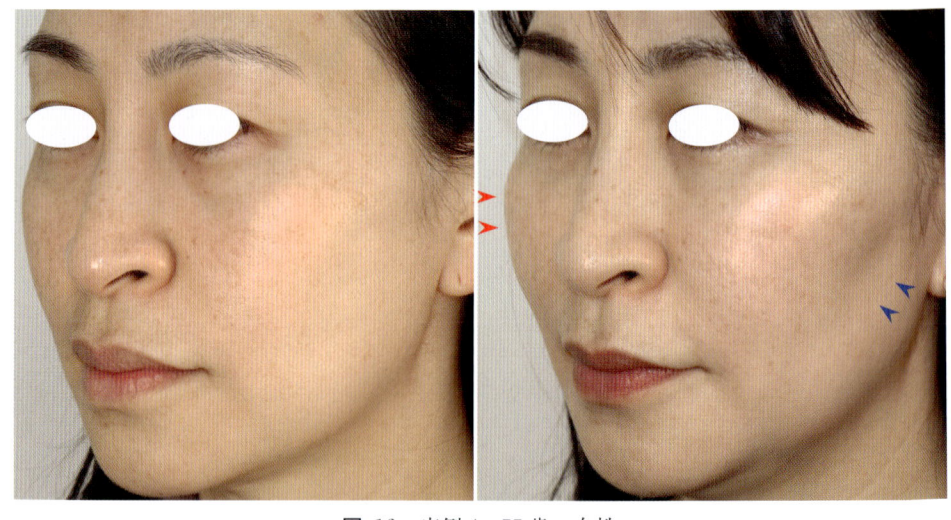

a | b

図 16. 症例 4 : 55 歳, 女性
a : 術前
b : 術後 6 か月の所見 (▶ 頬の陥凹, ▶ 頬の挙上は良好である.)

表 1. ハムラ法, 骨膜下ミッドフェイスリフト法, 骨膜下ミッドフェイスリフト法 + 脂肪移植法 の長所・短所

	ハムラ法	骨膜下ミッドフェイスリフト法	骨膜下ミッドフェイスリフト法 + 脂肪移植法
長　所	• 侵襲が比較的少ない	• 頬の位置が挙上する	• 頬の位置が挙上する • 顔面組織量は増加する
短　所	• 頬の位置は挙上せず, 顔面組織量は不変	• 顔面組織量は不変	• 手技が煩雑で侵襲が大きい

に抜去していない(図 15).

症例 4 : 55 歳, 女性

　下眼瞼のシワ・変形の改善目的で本法を施行した. 脂肪移植は手術同日には行わなかった. 術後 6 か月経過して, 頬の挙上は良好であるが, 頬がこけたとの訴えがあった. 今後, 頬の陥凹部位に対して脂肪移植を予定している(図 16).

考　察

　下眼瞼のシワに対して, ハムラ法が広く行われている. 下眼瞼から頬部の軟部組織が高度に下垂した症例に対しては, ハムラ法のみでは整容的に満足する結果が得られないことがある. これは, 下眼瞼から頬部の軟部組織が下垂することによって下眼瞼のシワが現れることから, その修正にはそれらの組織を頭側へ移動させることが重要であると考えられる.

　骨膜下剥離による中顔面の挙上法は, 2004 年

Le Louarn ら[6]に, 2011 年 Hoenig ら[7]によって報告されている. 今回, 我々は上記方法をハムラ法のアプローチで下眼瞼と頬部の組織を骨膜下剥離して頭側へ挙上した. 特に下眼瞼から頬部の軟部組織が下垂しシワのある症例に対しては, ハムラ法ではなく, 本法を行うようになった. 本法にはハムラ法と比較し, 頬の位置も同時に挙上できるという利点もある. さらに顔面組織量が減少した症例においても, 脂肪移植[8]を追加することで, さらなる整容的な改善が得られた(表 1).

　また, 本法では頬側の骨膜弁が眼窩下縁の骨膜へ強固に固定されることにより, 尾側への牽引力によって下眼瞼縁が外反することも少ない. したがって, 眼瞼の外側や内側部で眼輪筋弁を骨膜や靭帯に吊り上げ固定する必要がないと考えている. しかしながら, 切開剥離面において高度に出血した 1 例のみが片側の外反変形をきたした(症例 3). 以後, 血腫が疑われる症例に対しては積極

的に開創し血腫除去を行ってからは外反変形は認めていない.

参考文献

1) Mendelson, B., Wong, C. H. : Anatomy of the aging face. Plastic Surgery (3rd ed), Vol. 2. Warren RJ, et al., ed. p78-92, Elsevier Saunders, London, 2012.
   Summary　Aging face の基本的な変化についての解説.

2) 百澤　明：【手術による若返り術】下眼瞼. 形成外科. **51**：887-895, 2008.
   Summary　下眼瞼若返り手術についての基礎.

3) Hamla, S. T. : Arcus marginalis release and orbital fat preservation in midface rejuvenation. Plast Reconstr Surg. **96**：354-362, 1995.
   Summary　ハムラ法・眼窩脂肪移動術についての詳細な記述.

4) Goldberg, R. A. : Transconjunctival orbital fat repositioning：transposition of orbital fat pedi-cles into a subperiosteal pocket. Plast Reconstr Surg. **105**(2)：743-748, 2000.
   Summary　経結膜的眼窩脂肪移動による下眼瞼の若返り術.

5) Eder, H. : Importance of fat conservation in lower blepharoplasty. Aesthetic Plast Surg. **21**(3)：168-174, 1997.
   Summary　顔面の脂肪を温存することは若々しさの維持には大切である.

6) Le Louarn, C. : The concentric malar lift：malar and lower eyelid rejuvenation. Aesthetic Plast Surg. **28**(6)：359-372, 2004.
   Summary　メーラーリフト. 挙上したメーラーを骨孔を作成して強固に固定する.

7) Hoenig, J. F., et al. : Vertical subperiosteal mid-face-lift for treatment of malar festoons. Aesthetic Plast Surg. **35**(4)：522-529, 2011.
   Summary　中顔面を骨膜下で剥離して挙上する報告.

8) 市田正成：【顔面美容外科の合併症と治療】顔面への自家脂肪注入をうまく行うには. 形成外科. **56**：1071-1078, 2013.
   Summary　顔面への脂肪移植術についての基本.

◆特集／下眼瞼の美容外科

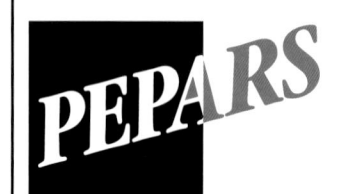

経結膜的眼窩脂肪切除と脂肪注入の組み合わせによる下眼瞼形成術

水谷　和則*

Key Words：目の下のクマ(dark circles under the eyes)，経結膜的眼窩脂肪切除(transconjunctival orbital fat removal)，脂肪注入(fat injection，fat grafting)，下眼瞼形成術(lower eyelid blepharoplasty)

Abstract　　目の下のクマやタルミ症状に対して行う，経結膜的眼窩脂肪切除(脱脂)と脂肪注入の組み合わせによる下眼瞼形成術について詳述した．まずフェイスマスクを使用した笑気ガス麻酔で十分に鎮静させて局所麻酔や注入脂肪の採取を行う．その後鎮静を終了して覚醒させ，手術中の状態を確認しながら脱脂と脂肪注入を行う．脂肪注入は座位で行い，注入途中に笑顔の表情を作ってもらい注入の部位や量を調節することで，表面の不整や笑顔時の膨らみなどの下眼瞼の注入治療特有の合併症を回避している．注入脂肪は加重遠心分離や Adinizer® を用いて CRF，Micro CRF，Nanofat の3種類を作り，目的別に部位を変えて注入し影グマや紫グマを改善させている．下眼瞼の脂肪注入は些細な注入ミスでしこりや凸凹ができやすく，他部位の脂肪注入より難易度が高く繊細な注入手技が要求される．他部位の脂肪注入を経験し手技に十分慣れてから行うのがよい．

はじめに

目の下のクマやタルミと呼ばれる症状に対する手術法の1つとして，筆者が経結膜的眼窩脂肪切除(以下，脱脂)と脂肪注入の組み合わせ手術(以下，本手術)を始めてから約20年，本誌に最初に記載[1]してから11年が経過した．近年は本邦でも本手術が普及して多くの医師によって行われるようになり[2,3]，筆者自身も本手術に改良を加えてきたが[4,5]，本稿では筆者が現在行っている方法やその留意点について詳述する．

目の下のクマやタルミと呼ばれる症状と治療方針

目の下のクマやタルミと呼ばれる症状は3つに分類すると治療方針を立てやすい．

第1は形態による症状で，頭蓋骨の眼窩下縁から眼窩脂肪がはみ出して眼窩隔膜，眼輪筋，皮膚が押し出され，靭帯により頭蓋骨に固定されている部分(nasojugal groove，palpebromalar groove)とのギャップにより膨らみが目立ち，膨らみの下に隈取りのような影ができて黒く見える状態である(図1)．一般には目の下のタルミ，影グマ，黒グマと呼ばれるが，本稿では影グマとする．

第2は色調による症状で，下眼瞼の特に naso-jugal groove 付近の皮膚色が赤紫で隣接する頬の皮膚色との対比が目立つ状態であり，下眼瞼の皮膚を平らに伸ばすと症状を識別しやすい(図2)．その色調からヘモグロビンやミオグロビン由来の症状と考えられ，一般には紫グマ，青グマ，赤グ

＊　Kazunori MIZUTANI，〒104-0061　東京都中央区銀座 6-8-3　銀座尾張町 TOWER 6 階・7 階　医療法人社団美幸会 銀座みゆき通り美容外科，理事長

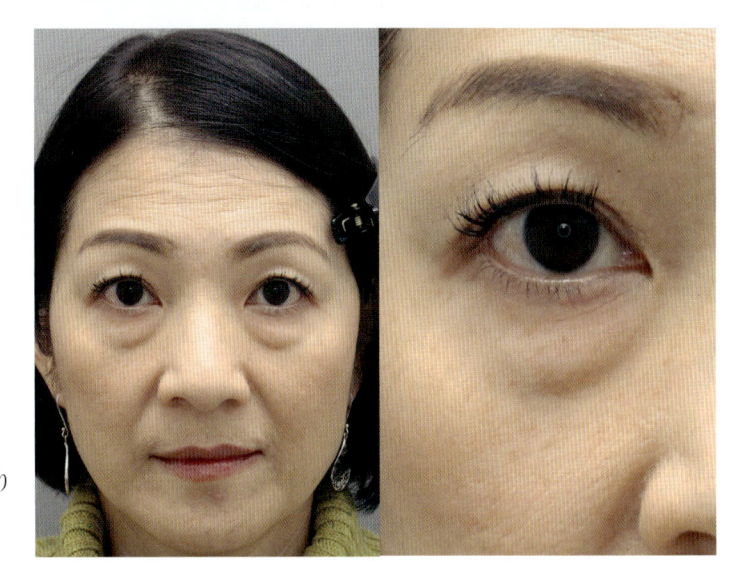

図 1.
影グマ（目の下のタルミ）症状
眼窩脂肪による膨らみの下に隈取り
のような影ができて黒く見える.

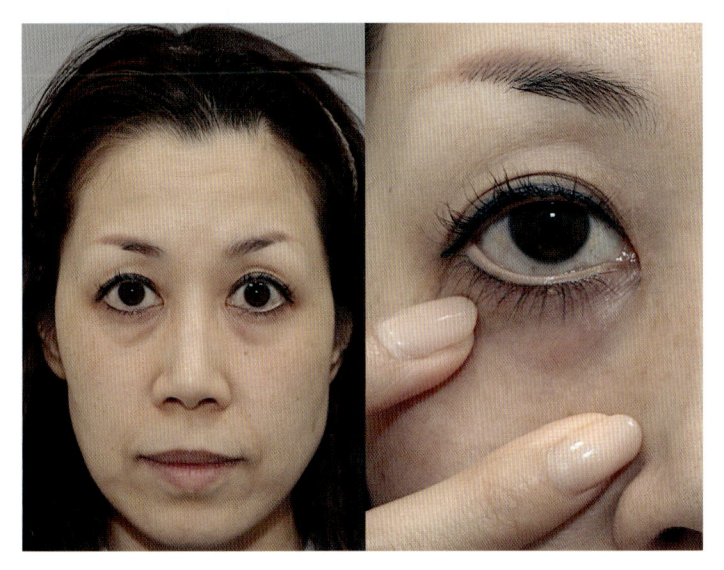

図 2.
紫グマ症状
下眼瞼の特に nasojugal groove 付近
の皮膚色が赤紫で隣接する頬の皮膚
色との対比が目立ち，下眼瞼の皮膚
を平らに伸ばすと症状を識別しやす
い.

マと呼ばれるが，本稿では紫グマとする．2009 年
に Haddock らは眼瞼周囲の解剖を詳細に調査し
た結果，眼窩部眼輪筋を覆う皮膚は厚みがあり皮
下脂肪が存在するが，眼瞼部眼輪筋を覆う皮膚は
薄く皮下脂肪が存在しないことを報告した[6]．筆
者はこの知見から，眼瞼部眼輪筋を覆う皮膚が特
に薄い場合に直下にある眼輪筋や血管叢が透見す
ることが紫グマの一因と考えている[5]が，同様の
見解も散見する[7,8]．

　第 3 も色調による症状で，下眼瞼やその周囲の
皮膚が茶色い状態である．メラニン色素の沈着で
あり，一般には茶グマと呼ばれる．茶グマが影グ

マや紫グマと併発すると目の下のクマ症状はより
重度になる（図 3）.

　上記のうち本手術の治療対象は影グマと紫グマ
である．治療方針は，眼窩下縁からはみ出した眼
窩脂肪を切除するのに加えて陥凹部を脂肪注入で
補填することで影グマを修正する．紫グマは脂肪
注入により透見を緩和させる．茶グマはレーザー
治療や外用療法が主体になるが，脂肪注入によっ
て色素沈着が改善するという報告[9,10]もある.

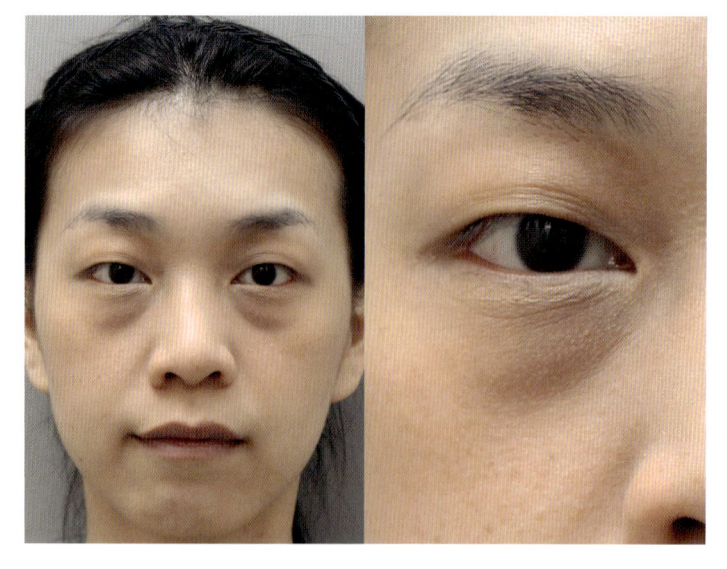

図 3.
茶グマが影グマや紫グマと併発すると目の下のクマ症状はより重度になる.

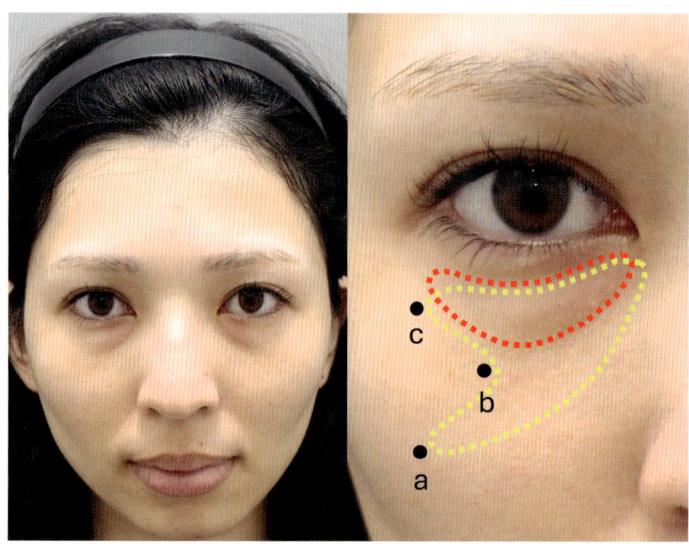

図 4.
27歳,女性.
影グマと紫グマの混合型の症例である.脱脂の範囲を赤点線,脱脂後に脂肪注入をする範囲を黄点線,脂肪注入のカニューレ刺入部位を示した.
  a：midcheek groove に沿った部位
  b：nasojugal groove に沿った部位
  c：palpebromalar groove に沿った
    部位

手術方法

1. 症例と手術のデザイン

症例は27歳女性で影グマと紫グマの混合型である(図4).筆者は長年目の下のクマの治療に携わっているが,このタイプが最も多い.

脱脂の範囲,脱脂後に脂肪注入をする範囲,脂肪注入のカニューレ刺入部位を図4に示した.カニューレ刺入部位は midcheek groove に沿ったa,nasojugal groove に沿ったb,palpebromalar groove に沿ったcの3か所である.

2. 脱脂ならびに脂肪注入の麻酔

ベノキシール®点眼液0.4%による表面麻酔後,仰臥位でフェイスマスクによる笑気ガス麻酔で十分に鎮静させてから局所麻酔を行う.局所麻酔は2%キシロカイン® E を片側結膜内に0.5 mL,片側眼窩下神経ブロックに0.5～1 mL,脂肪注入のカニューレ刺入部位に各0.1～0.2 mL 注入する.

3. 脂肪採取部の麻酔と脂肪採取

注入脂肪の採取部位は大腿内側部または下腹部としている.笑気ガス麻酔を継続し,鼠径部または臍窩部に2%キシロカイン® E による局所麻酔をした後に3～4 mm 皮膚切開し,直径2～3 mm の脂肪吸引用カニューレを用いて1%キシロカイン® E を生理食塩水で10倍希釈したチュメセントを吸引範囲の皮下脂肪層に200～300 mL 注入する.

その後シリンジ法により低圧で脂肪を吸引する.吸引内容はコネクターで接続した静置用シリ

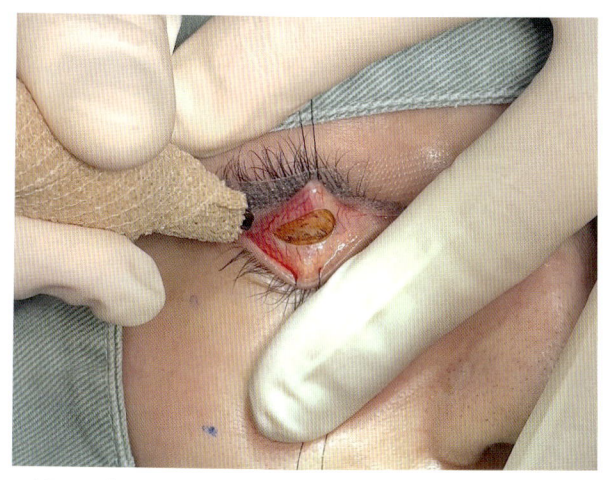

図 5. 仰臥位，閉眼状態で上眼瞼の睫毛をサージカルテープで覆い，下眼瞼を翻転して瞼板と円蓋部付近の眼瞼結膜に通した糸をそれぞれ尾側と頭側に牽引し術野を固定する．瞼板下縁から 3〜4 mm 離した位置で，炭酸ガスレーザーを用いて結膜を約 10 mm 横切開し，垂直方向に切開を進める．

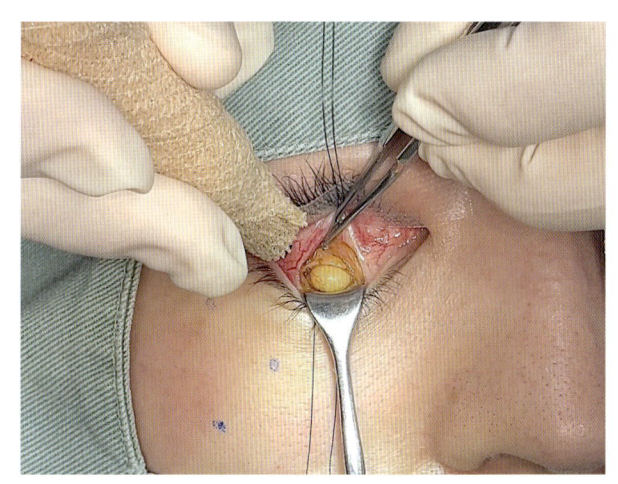

図 6. 眼窩隔膜上でデマル氏開瞼鈎を尾側に引き，術視野を広げる．眼窩下縁付近で炭酸ガスレーザーにより眼窩隔膜を横切開すると中央の眼窩脂肪が露出する．

ンジに移し，血液，麻酔液を大まかに分離して脂肪量 25〜30 mL を目安に採取している．皮膚切開は小さいので縫合せずガーゼとテープを貼るのみとし，脂肪吸引範囲をガーメントにより 2 日間圧迫固定する．

4．脱　脂

　笑気ガス麻酔を終了し完全に覚醒してから脱脂を行う．仰臥位，閉眼状態で上眼瞼の睫毛をサージカルテープで覆い，下眼瞼を翻転して瞼板と眼瞼結膜の円蓋部付近に通した糸をそれぞれ尾側と頭側に牽引し術野を固定する（図5）．瞼板下縁から 3〜4 mm 離した位置で，炭酸ガスレーザーを用いて眼瞼結膜を約 10 mm 横切開し，垂直方向に切開を進める（図5）．眼窩隔膜上でデマル氏開瞼鈎を挿入して尾側に引き，眼窩下縁方向に術視野を広げる（図6）．鑷子で触れて眼窩下縁の位置を確認し，眼窩下縁付近で炭酸ガスレーザーにより眼窩隔膜を横切開すると中央の眼窩脂肪が露出する（図6）．眼窩脂肪を鑷子で少し引き出して，眼窩内に戻らずに眼窩隔膜からはみ出した眼窩脂肪に局所麻酔し，モスキートペアンでクランプして切除し（図7），断端部を電気メスで止血する．再び眼窩脂肪を引き出して眼窩内に戻らない脂肪がある場合には，モスキートペアンでクランプして切除し止血する．

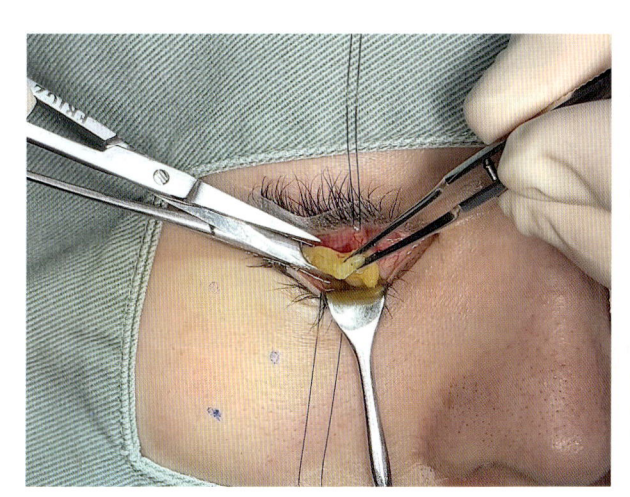

図 7. 眼窩隔膜からはみ出した眼窩脂肪を，眼窩下縁の骨上に接地するように挿入したモスキートペアンで一塊にクランプして切除し，断端部を電気メスで止血する．

　眼窩脂肪を小分けに分割して切除すると適量を見誤り，過剰に切除して scleral show[11]や上眼瞼の陥凹といった合併症を引き起こす可能性がある．逆に切除量が少ないと症状の改善が不十分である．適量の眼窩脂肪を切除するためには，モスキートペアンを眼窩下縁の骨上に接地するように挿入して，眼窩脂肪を一塊にクランプし切除するのがよい（図7）．

　中央の眼窩脂肪を切除したらデマル氏開瞼鈎を

耳側に引き，眼窩隔膜の切開を追加して耳側の眼窩脂肪を露出させる．中央の眼窩脂肪と同様の方法で耳側の眼窩脂肪を切除止血する．最後にデマル氏開瞼鉤を鼻側に引き，眼窩隔膜の切開を追加して同様に鼻側の眼窩脂肪を切除止血する．なお中央と鼻側の眼窩脂肪の間には下斜筋が走行しており，誤って損傷，焼灼すると眼球運動障害（複視）を引き起こす可能性がある[12]ので注意する．また鼻側の眼窩脂肪の血管束は径が太く脆いため十分な止血が必要である[11]．手術中の止血が不十分な場合は，血腫形成や球後出血のリスクがある[13]．

3ブロックの眼窩脂肪を切除したら，切開した眼窩隔膜や結膜は縫合せず，デマル氏開瞼鉤，牽引糸，サージカルテープを外して下眼瞼を元に戻す．開放創にしておけば，万が一眼窩内で術後出血があった場合に流血してすぐに気付くことができるからである．結膜を縫合しないと軟部組織が露出して肉芽腫を形成する可能性がある[11][13]が，結膜切開は小さく，また炭酸ガスレーザーによる結膜切開では蛋白凝固により適度に形態が保持されているため鑷子で創縁を寄せる程度で十分であり[11]，肉芽腫形成は極めて稀である．

脱脂後は座位にして正面視と上方視で状態を確認する．鼻側と耳側は眼窩脂肪を取り残しやすいので注意する．もし膨らみを認めた場合には，仰臥位にして追加の脱脂を行う．

5．注入脂肪の準備

脱脂手術中に助手が注入脂肪を準備する．

静置用シリンジ内の吸引内容をコネクターで接続した遠心分離用シリンジ（LIPOシリンジCS）に移し，遠心力1,200 g で3分間遠心することによって麻酔液や血液，脂肪採取時に破壊された脂肪細胞由来のオイルなどの注入に不要な成分を分離する．LIPOシリンジCSにはウェイトフィルターが付属しており，遠心分離の際に錘となって脂肪組織に加わる重力を増幅させ，脆弱な脂肪細胞を遠心分離中に破壊しオイルにして分離する（加重遠心分離）ので，破壊されなかった状態のよ

い脂肪細胞と幹細胞が濃縮される構造になっている[14]．加重遠心分離で濃縮した注入脂肪をコンデンスリッチファット（以下，CRF）と言い，身体の脂肪注入に使用している．

顔の脂肪注入は繊細なので，筆者はAdinizer®を使用して滑らかな注入脂肪を作っている．Adinizer®は円形の精密多孔板で孔径が複数あり，筆者は孔径4.0 mm，2.4 mm，1.2 mm，0.6 mm，0.4 mmの5種類を使用している（図8）．Adinizer®の両側にシリンジを接続する部分があり，片側に脂肪入りのルアーロック10 mLまたは20 mLシリンジ，もう一方に空のルアーロック10 mLまたは20 mLシリンジを接続し，脂肪入りのシリンジを押して脂肪がAdinizer®を通過し空のシリンジに移動する際に，線維を除去し脂肪を細断する[15]（図8）．筆者はこの操作を5〜10 mL/秒程度の速度で，各孔径につき3回（1.5往復）ずつ行っている．孔縁が鋭利な刃であるため，孔径が大きなものから小さなものに段階的に操作を進めることにより，脂肪を圧力で押し潰すことなく孔径サイズに細断できる[15]．

筆者は身体用のCRFをまず孔径2.4 mmのAdinizer®に通している．ただし脂肪内の線維が多く孔径2.4 mmに通す際にシリンジ抵抗が強い場合には無理に圧力をかけることはせず，孔径4.0 mmのAdinizer®に通して線維を除去してから孔径2.4 mmに通している．こうして得られた脂肪をコネクターでルアーロックまたはルアーチップ1 mLシリンジに接続して分注し，顔用のCRFとして使用する．筆者の目の下のクマ治療における顔用CRFの注入量は，中顔面の陥凹が顕著な症例を除けば左右合計で3 mL以下の場合がほとんどである．

次に顔用CRFを分注後の脂肪を孔径1.2 mmのAdinizer®に通し，1 mLシリンジに分注してマイクロコンデンスリッチファット（以下，Micro CRF）として使用する．さらにMicro CRF分注後の脂肪を孔径0.6 mm（600 μm），引き続き孔径0.4 mm（400 μm）のAdinizer®に通し，1 mLシリ

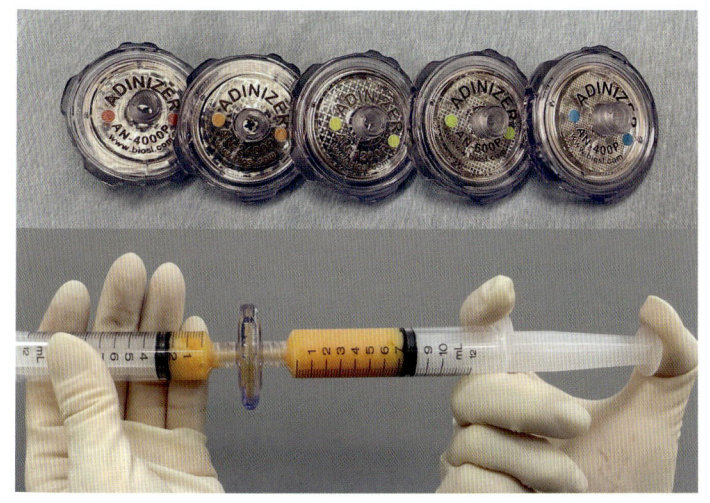

図 8. Adinizer® は円形の精密多孔板で孔径が複数あり，筆者は孔径 4.0 mm，2.4 mm，1.2 mm，0.6 mm，0.4 mm の 5 種類を使用している．Adinizer® の両側にシリンジを接続し，シリンジを押して脂肪が Adinizer® を通過する際に，線維を除去し脂肪を細断する．

ンジに分注してナノファット（以下，Nanofat）として使用する．筆者の目の下のクマ治療における Micro CRF と Nanofat の注入量は，それぞれ左右合計で 0.5 mL 以下の場合がほとんどである．

なお脂肪は加重遠心分離により体積が減少することに加え，脂肪を Adinizer® に通すと器具内に約 2 mL が残留するため 5 個では約 10 mL，さらに分注する際にもロスが生じる．これらを考慮に入れて脂肪採取量を決めている．

Nanofat の概念は 2013 年に Tonnard らによって初めて報告された[9]．Tonnard らは直径 1 mm の鋭利な側孔付きの直径 3 mm の吸引カニューレで採取した脂肪（Microfat）を 10 mL シリンジに入れ，ルアーロックコネクターで接続した 2 つの 10 mL シリンジの間で 30 回ほど早めに往復移動させることによって脂肪を乳化させ，孔径 0.5 mm の滅菌ナイロンメッシュで濾過し線維を除去したものを Nanofat と命名した[9]．さらに Nanofat は作成の過程で脂肪細胞の構造が完全に破壊されているために注入しても脂肪の充填効果はほとんど得られないが，幹細胞の活性が保たれているために再生効果があり，皮下や皮内に注入することで肌質が改善することを示した[9]．

また 2017 年に Cohen らは移植する脂肪を採取法や作成法，粒子の大きさ，推奨される移植部位により分類し，直径 2.4 mm 以上の身体への移植に適した脂肪が Macrofat，2.4 mm 未満の顔面への移植に適した脂肪が Millifat，1.2 mm 未満の眼瞼や口周囲など顔面の一部への移植に適した脂肪が Microfat，400～600 μm のシワや皮内への移植に適した脂肪が Nanofat であるとした[16]．筆者はこれを目安に注入脂肪を作っている．つまり Macrofat は筆者の身体用 CRF，Millifat は顔用 CRF，Microfat は Micro CRF，Nanofat は Adinizer® で作った Nanofat に相当する．

Adinizer® で作った Nanofat は，圧をかけて脂肪を破壊するのではなく鋭利な刃で細断するため正常な脂肪細胞の構造がかなり保たれている[15]．つまり Tonnard らの方法で作成した Nanofat とは異なり，肌質改善のみならず脂肪の生着も期待できると考えられる．したがって眼輪筋や血管叢が透見する紫グマ症状に対する注入脂肪には最適であると考えている．

6．脂肪注入の手技

注入用シリンジはカニューレと確実に接続するためにルアーロックを用いるか，ルアーチップの場合は金属製のルアーロックアダプターを使用し，シリンジを握るように把持して，ピストンを

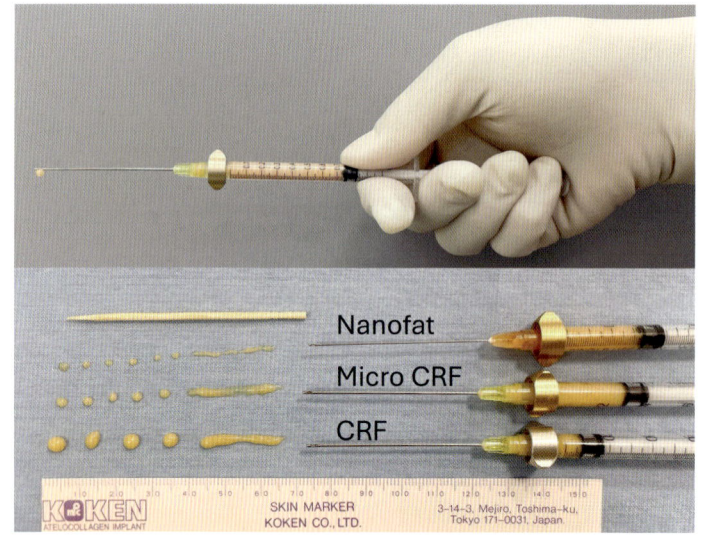

図 9.
シリンジとカニューレの接続に金属製のルアーロックアダプターを使用し，シリンジのピストンを小指球に当てて握り込む動作で脂肪を絞り出して注入量を調節する．顔用 CRF と Micro CRF は 20 G カニューレで，それぞれ 0.1 mL を 3 回程度，10 回程度に分割して注入する．Nanofat は 25 G カニューレで 0.1 mL を 20 回程度に分割して注入する．

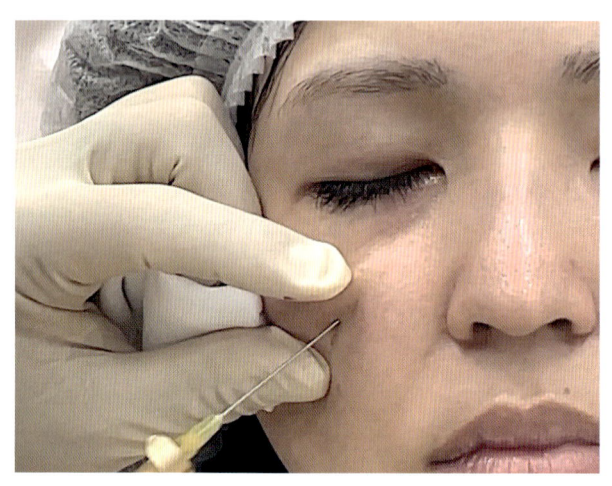

図 10. 図 4 の a から皮下や皮下脂肪層に刺入して CRF を点状または線状に注入し，midcheek groove を修正する．

小指球に当てて握り込む動作で脂肪を絞り出して注入量を調節する（図 9）．顔用 CRF と Micro CRF は 20 G カニューレで，それぞれ 0.1 mL を 3 回程度，10 回程度に分割して注入する．Nanofat は 25 G カニューレで 0.1 mL を 20 回程度に分割して注入する（図 9）．微量注入のために MAFT-Gun® を使用する報告[10]もあるが，筆者は使用経験がない．

　下眼瞼の脂肪注入は些細な注入ミスでしこりや凸凹ができるので，他部位の脂肪注入より難易度が高く繊細な注入手技が要求される．したがって他部位の脂肪注入を経験し手技に十分慣れてから行うのがよい．

7．脂肪注入

　座位で脱脂が予定通り行われたことを確認した

ら，座位のまま以下の手順で脂肪注入を行う．

1）注入カニューレ刺入用の皮膚孔の作成

　図 4 の a，b，c に 20 G 鋭針でカニューレ刺入用の皮膚孔を作る．a と c では主に皮下と骨膜上，b では皮下に注入するので，鋭針をそれぞれの方向や深さに刺入しておくとカニューレの刺入がしやすい．

2）CRF による midcheek groove の修正

　a からカニューレを midcheek groove の皮下に刺入して点状または線状に CRF を注入し，修正が可能なら刺入する角度を数回変えて皮下脂肪層にも注入する（図 10）．皮下注入で midcheek groove を修正できなかった場合は，18 G 鋭針で剥離操作を行ってから再注入すると修正しやすくなる．それでも修正困難な場合には筆者は深追いしない．注入し続けると midcheek groove の周囲が盛り上がったり，周囲の腫れが遷延したり，色素沈着したりすることがあるためである．

3）CRF による影グマの修正

　a と c から骨膜上に刺入し，中顔面の陥凹，nasojugal groove，palpebromalar groove に CRF を点状に注入して盛り上げる．その際，靭帯や眼輪筋の付着部を剥離するようなイメージでカニューレの出し入れを反復し注入スペースを作りながら注入して，大まかに影グマを修正する（図 11）．

4）Micro CRF による微修正

　a，b，c から nasojugal groove を中心に CRF での修正が不完全であった部分の皮下にカニューレ

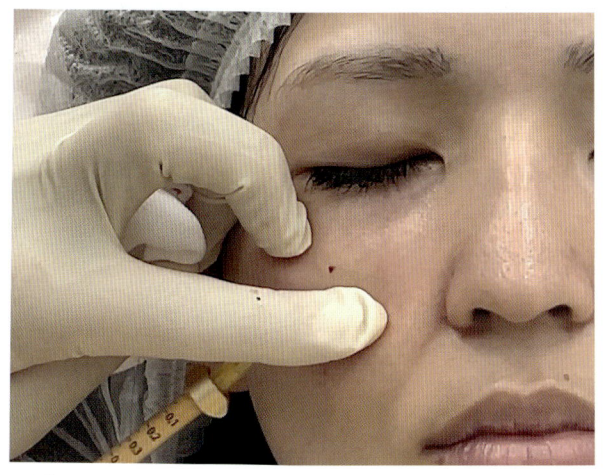

図 11. a と c から骨膜上に刺入し，靭帯や眼輪筋の付着部を剝離するようにカニューレを出し入れしながら中顔面の陥凹，nasojugal groove, palpebromalar groove に CRF を点状に注入して，大まかに影グマを修正する．

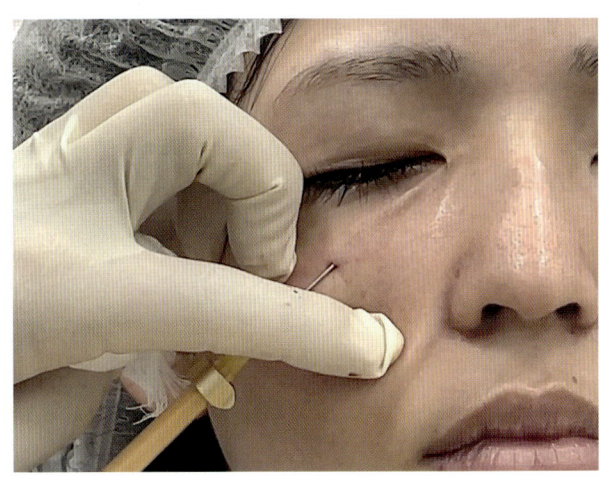

図 12. a, b, c から nasojugal groove を中心に CRF での修正が不完全であった部分の皮下に刺入し，カニューレを出し入れしながら Micro CRF を点状に注入して微修正する．

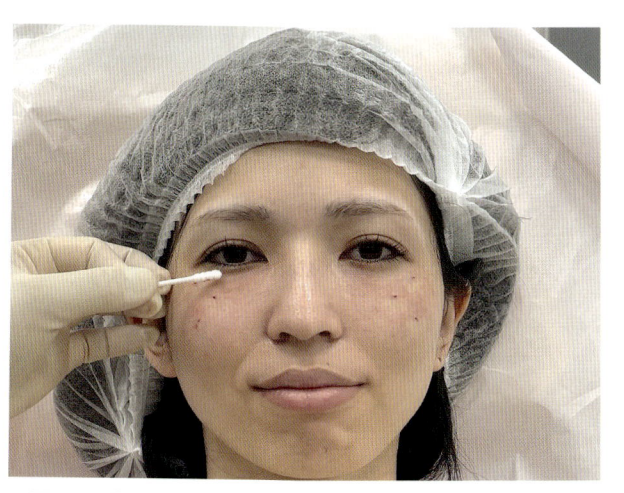

図 13. 注入途中に笑顔の表情を作ってもらい注入の部位や量を調節することで，表面の不整や笑顔時の膨らみなどの下眼瞼の注入治療特有の合併症を回避する．

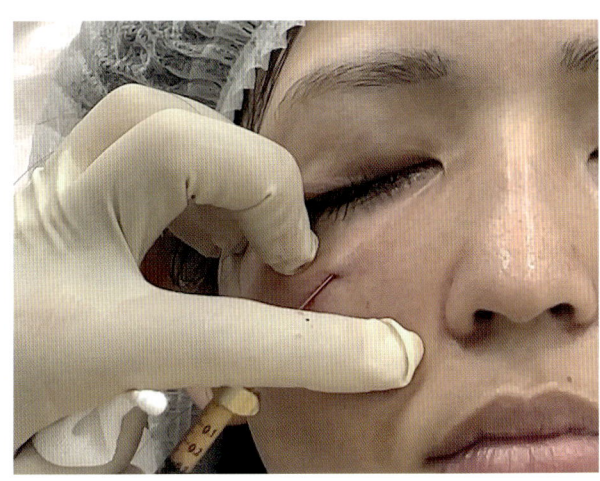

図 14. Nasojugal groove への Micro CRF の注入によってある程度紫グマは改善しているが，さらに a, b, c から紫グマ範囲の皮下にカニューレを刺入し，Nanofat を点状に平たく満遍なく注入して紫グマを緩和させる．

を刺入し，出し入れを反復して注入スペースを作りながら Micro CRF を点状に注入して微修正する（図 12）．皮下に注入すると，中顔面の陥凹，nasojugal groove, palpebromalar groove の修正が比較的容易である反面，注入量が多くなると部分的に膨れて表面が不整になったり，無表情では平らに見えても笑顔では膨らんだりするので，注入はできる限り少量とし慎重に行う．仰向けや無表情の状態で注入していると，気付かぬうちに注入過多になる場合がある．一旦注入した脂肪は取り出すことができないので要注意である．筆者は

下眼瞼の脂肪注入を座位で行い，注入途中に何度も笑顔の表情を作ってもらい注入の部位や量を調節することで，表面の不整や笑顔時の膨らみなどの下眼瞼の注入治療特有の合併症を回避している（図 13）．

5）Nanofat による紫グマの修正

Nasojugal groove への Micro CRF の注入によってある程度紫グマは改善しているが，さらに a, b, c から紫グマ範囲の皮下にカニューレを刺入し，Nanofat を点状に平たく満遍なく注入して紫グマを緩和させる（図 14）．

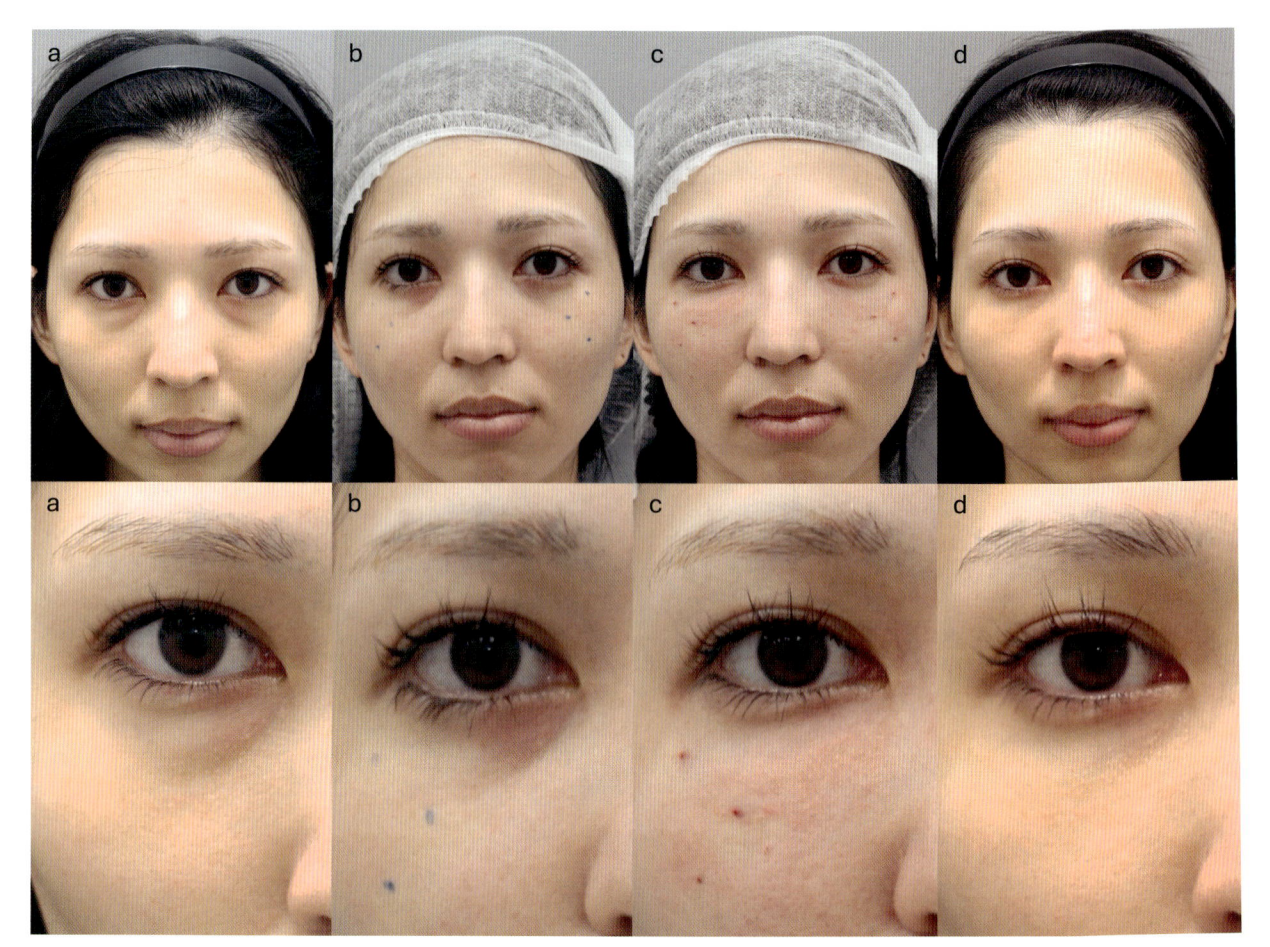

図 15.

a：手術前，b：脱脂直後，c：手術直後，d：手術 3 か月後の結果を示す．すべて化粧なし，同一条件で撮影した．本手術によって影グマと紫グマの両方が改善した．

6）脂肪注入後の減量を考慮しての追加注入

脂肪注入後の減量を考慮して CRF と Micro CRF を適量より若干割増しに追加して注入を終了する．追加注入の際も笑顔の表情を確認する．

本症例の左右合計の脂肪注入量は，CRF が 1.6 mL，Micro CRF が 0.4 mL，Nanofat が 0.3 mL であった．

カニューレ刺入用の皮膚孔は縫合せず，スキントーンテープを 24 時間貼るのみとしている．

手術結果

図 15 に a：手術前，b：脱脂直後，c：手術直後，d：手術 3 か月後の結果を示す．すべて化粧なし，同一条件で撮影した．また下眼瞼の皮膚を平らに伸ばして手術前と手術 3 か月後の紫グマを比較し，手術 3 か月後の笑顔の状態を示した（図16）．本手術によって影グマと紫グマの両方が改善し，笑顔の表情で注入部分が盛り上がることもない．

注入脂肪の生着は手術 3〜6 か月後に評価し，必要に応じて 2 回目の脂肪注入を行う．

参考文献

1）水谷和則：【脂肪注入術と合併症】下眼瞼と中顔面の脂肪注入．PEPARS．77：44-58，2013.
Summary　下眼瞼と中顔面の脂肪注入の方法，留意点，合併症や対処法を解説．
2）本田賢治：経結膜脱脂術，脂肪注入術．顔の美容

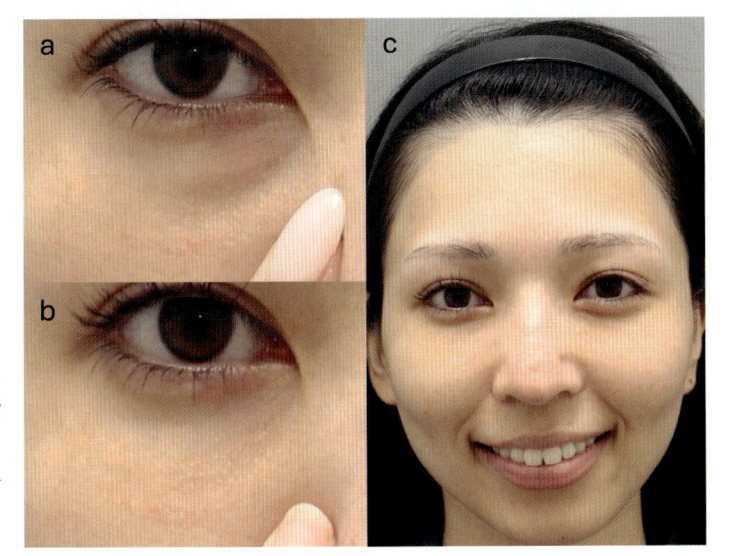

図 16.
a，b：下眼瞼の皮膚を平らに伸ばして手術前(a)と手術3か月後(b)の紫グマを比較した．
c：手術3か月後の笑顔の状態．注入部分が盛り上がることはない．

外科手術．飯田秀夫編．73-98，日本医事新報社，2021．
Summary　経結膜脱脂術と脂肪注入術を解説した美容外科入門書．

3）孫駿一郎，井上忠俊：【顔面の美容外科 Basic & Advance】経結膜脱脂と脂肪注入のコンビネーションによる下眼瞼形成．PEPARS．**195**：66-74，2023．
Summary　経結膜脱脂術と脂肪注入術の組み合わせ治療の要点や有用性を解説．

4）水谷和則：【眼瞼の美容外科 手術手技アトラス】経結膜脱脂と脂肪注入の組み合わせによる下眼瞼形成．PEPARS．**87**：118-127，2014．
Summary　経結膜脱脂術と脂肪注入術の組み合わせ治療の手術手技アトラス．

5）水谷和則：【眼瞼の手術アトラス—手術の流れが見える—】経結膜脱脂と脂肪注入の組み合わせによる目の下のクマ治療．PEPARS．**171**：159-170，2021．
Summary　影グマと紫グマ改善に効果的な経結膜脱脂術と脂肪注入術の組み合わせ治療の手術手技アトラス．

6）Haddock, N. T., et al.：The tear trough and lid/cheek junction：Anatomy and implication for surgical correction. Plast Reconstr Surg. **123**：1332-1340. 2009.
Summary　新鮮屍体を用いて下眼瞼周囲の解剖を詳細に調査した報告．

7）Loh, M. R., et al.：Treatment of infraorbital dark circles by autologous fat transplantation：a pilot study. Br J Dermatol. **160**(5)：1022-1025, 2009.
Summary　影グマと紫グマ改善に自己脂肪移植が有効であることを報告．

8）Park, K. Y., et al.：Treatments of infra-orbital dark circles by various etiologies. Ann Dermatol. **30**(5)：522-528, 2018.
Summary　目の下のクマの様々な原因と治療法についての総括．

9）Tonnard, P., et al.：Nanofat grafting：basic research and clinical applications. Plast Reconstr Surg. **132**：1017-1026, 2013.
Summary　Macrofat, Microfat, Nanofat の概念と作成法，注入効果，組織学的考察．

10）渡辺頼勝：【実践　脂肪注入術—疾患治療から美容まで—】頭蓋骨顔面外科領域における脂肪注入術—マイクロファットグラフトとナノファットグラフトによる治療—．PEPARS．**198**：63-72，2023．
Summary　頭蓋骨顔面領域の先天異常や顔面萎縮症，外傷・手術・加齢に伴う変形や組織量不足に対する Microfat と Nanofat の注入治療．

11）緒方寿夫：【顔のアンチエイジング美容外科手術】4．下眼瞼形成術 b) 結膜アプローチ．PEPARS．**30**：37-43，2009．
Summary　経結膜脱脂術の適応，手術方法，合併症について解説．

12）Ghabrial, R., et al.：Diplopia following transconjunctival blepharoplasty. Plast Reconstr Surg. **102**：1219-1225, 1998.
Summary　経結膜的下眼瞼形成術の合併症として眼球運動障害（複視）の記載．

13）酒井直彦，矢澤慶史：【眼瞼の手術アトラス—手

術の流れが見える─】下眼瞼経結膜脱脂. PEP-
ARS. **171**：138-146，2021.
Summary　経結膜脱脂術の手術手技アトラス.

14）大橋昌敬ほか：LIPOMAX-SC を用い遠心分離し
た自家脂肪を用いる豊胸術. 日美外会誌. **47**：
111-119，2011.
Summary　吸引脂肪を濃縮した CRF 注入による
豊胸術.

15）Copcu, H. E., et al.：New mechanical Fat Separa-
tion Technique：Adjustable regenerative Adi-
pose-tissue Transfer(ARAT)and Mechanical
Stromal Cell Transfer(MEST). Aesthetic Sur-
gery Journal Open Forum.：1-15. 2020.
Summary　ウルトラシャープブレードシステム
Adinizer® を用いて作成した注入脂肪の組織学的
特徴と優位性について解説.

16）Cohen, S. R., et al.：Regenerative cells for facial
surgery：biofilling and biocontouring. Aesthet
Surg J. **37**：16-32, 2017.
Summary　顔面に使用する移植脂肪を調整法と
大きさにより分類し，それらの適切な使用部位や
方法，効果について解説.

PEPARS No.213：85-90，2024

◆特集／下眼瞼の美容外科

下眼瞼の修正手術

石原　信浩*

Key Words：下眼瞼除皺術(lower eyelid blepharoplasty)，下眼瞼下制術(vertical enlargement of palpebral aperture)，下眼瞼外反(ectropion)，下眼瞼後退(lower eyelid retraction)，全層植皮(full thickness skin graft)

Abstract　　下眼瞼除皺術や下眼瞼下制術(いわゆるグラマラスライン形成)などの術後合併症である外反，三白眼や下眼瞼後退などの修正手術を解説する．下眼瞼除皺術においては，皮膚の過剰切除が原因であることが多く，全層植皮術が適応となる．皮膚切除を伴わない下眼瞼下制術においては，癒着剥離解除で改善することもあるが，若年層で皮膚切除を伴った症例に対しては，やはり植皮術が必要となることが多い．採皮部は原則として上眼瞼を用いるが，重瞼切開術後などで余剰皮膚が足りないと思われる場合は耳介後部より採皮する．植皮術による修正では，ほぼ全例で改善が見られるため，患者の満足度は総じて高いが，色調のマッチングの違和感や周囲皮膚とのわずかな段差などが見られることもあるため，デメリットを受け入れてもらうためのインフォームドコンセントは重要である．

はじめに

　下眼瞼除皺術は，加齢変化によって起こる下眼瞼皮膚の弛緩によるシワやタルミ取り，眼窩脂肪の下垂や突出によるbaggy eye改善が目的である．

　下眼瞼下制術とは，瞼裂上下径を広げることで，主に東洋人の吊り目を改善して優しい印象を与えることを目的とした，広比が考案した比較的新しい術式であるが[1]，最近では，"可愛いさ"の流行の変化に伴い，いわゆるグラマラスライン形成，垂れ目形成などと呼ばれて正常な目の形をあえて垂れ目にするといったように，手術適応が拡大されて広く行われている．

　下眼瞼除皺術において起こしてはならない合併症の1つとして，主に皮膚過剰切除が原因の下眼瞼外反があり，下眼瞼下制術においても，下眼瞼後退や極度の三白眼などの合併症が見られる．これらの下眼瞼美容外科手術後に生じた合併症の修正について，術式の適応選択と，主に植皮術のコツやポイントを解説する．

合併症の原因別による修正術の選択

1．下眼瞼除皺術後の場合

　特に70代以降などの高齢者の下眼瞼除皺術で起きた外反では，潜在的な退行性外反が顕在化した可能性があり，皮膚の過剰切除がないことが明確であれば，下眼瞼の水平方向の弛緩を修正するlateral canthopexy(外眼角に縫い付けることを主とする術式)[2]，lateral canthoplasty(切開を加えて外眼角に固定する術式，代表的なテクニックがlateral tarsal strip procedure)[3][4]を行ってみてもよいが，皮膚の過剰切除が疑わしければ，植皮が第1選択となる．

　実際に患者が多い50代以下の下眼瞼除皺術後の外反や下眼瞼後退では，退行性の弛緩によるものは考えにくく，皮膚の過剰切除が原因であることがほとんどのため，植皮術の適応なる．

　なお，原因を問わず，すでにlateral canthopexyやcanthoplastyによる修正を受けているにもかか

＊ Nobuhiro ISHIHARA，〒107-0061　東京都港区北青山3-6-19 三和実業表参道ビル8F　タウン形成外科クリニック，総院長

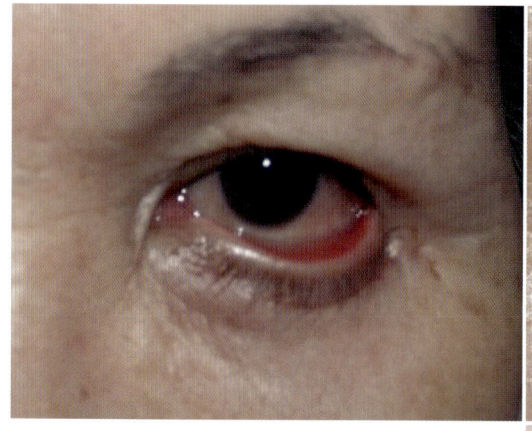
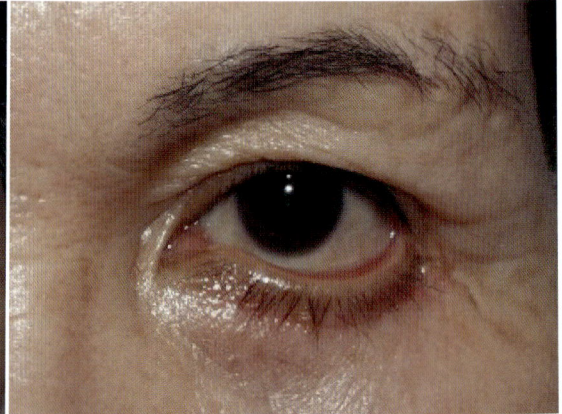
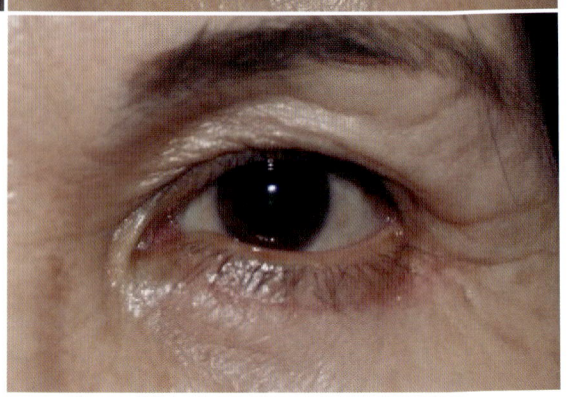

a b
c

図 1.
60 代, 女性
　a：他院下眼瞼除皺術後 1 か月の外反で当院
　　来院
　b：術後 2 か月まで経過観察で改善傾向あり
　c：術後 3 か月で, 無治療で改善した.

わらず, 外反や下眼瞼後退が改善していない場合
は, 迷わず植皮術を選択すべきと考える[5].

　なお, 下眼瞼除皺術後に, 特に高齢者で麻痺性
と思われる一過性の外反が 1 か月以上見られるこ
とも多く, 修正手術の決定はできれば半年は待ち
たい（図 1）.

2. 下眼瞼下制術後の場合

　前述のように, 一般的にグラマラスライン形成
や垂れ目形成などと呼ばれている, 正常な目の形
をあえて垂れ目にする目的の手術においては, あ
えて三白眼にすることが目的であるため, 何を
もって合併症や後遺症と位置付けられるのかは難
しい. 明らかに外反を起こしている場合はもちろ
んだが, 自ら希望して受けた手術であったが垂れ
目が自分には似合わなかった, 不自然な三白眼と
感じている, 後悔しているので元に戻したい, な
どと切実に訴える患者を適応と考える. 一方で,
垂れ目である状態をほぼ気に入っているが, 理想
が高く, 安易な微調整を望む患者に対しては, そ
もそも微調整は難しく, 術後の不満足やクレーム

が予想される可能性も高く, 修正手術の適応から
極力外すようにしている.

　下眼瞼下制術の標準術式は, 結膜側からのアプ
ローチで瞼板と lower eyelid retractor の縫縮を
行い, 結果として余剰となる皮膚の切除を行うの
が基本であるが[1], 実際には, 結膜短縮切除や皮
膚切除の有無について, 個々の症例で異なってい
ることが多い.

　結膜短縮切除, 皮膚切除ともに行われていない
場合は, 結膜側もしくは皮膚側からのアプローチ
による癒着解除で十分であるが, さらに lateral
canthopexy を加えてもよい.

　結膜短縮切除のみで皮膚切除が行われていない
（皮膚不足がない）場合には, 硬口蓋粘膜移植と
lateral canthopexy を併用した高野が報告した手
術が参考になる[6].

　下眼瞼下制術を行うのは, 20〜30 代の若年層が
多く, そもそも下眼瞼の余剰皮膚がない状態であ
り, 手術で皮膚切除を行えば, 修正のためには不
足を補う必要があるので, 植皮術が必須となる.

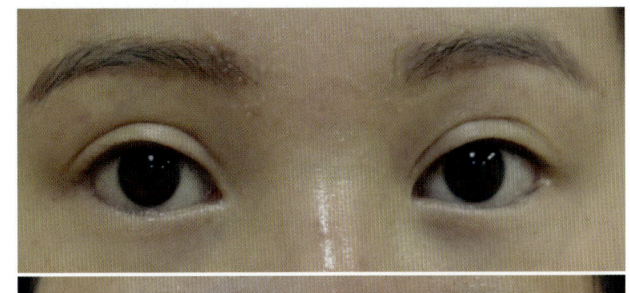
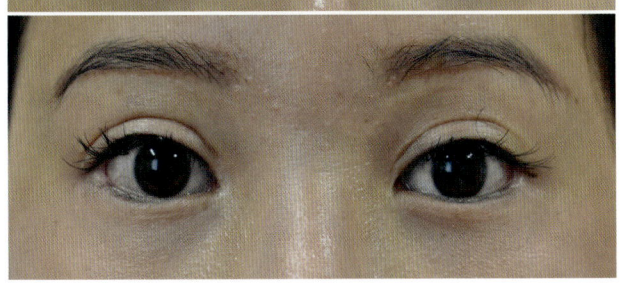

図 2.
症例 1：20 代，女性
　a：下眼瞼下制術後の三白眼，睫毛内反．
　　修正術前
　b：下眼瞼皮膚側からのアプローチで癒着
　　解除．術後 3 か月

修正手術の実際

1．下眼瞼下制術後三白眼に対する単純癒着解除

症例 1：20 代，女性

　下眼瞼下制術後の三白眼を元に戻したいという希望であった(図 2-a)．

　前回の手術は結膜側からのアプローチで，結膜切除による短縮はない．皮膚切除がないために，むしろ両側とも軽度の睫毛内反が見られる．筆者は，皮膚側からのアプローチが解剖学的にも手術がしやすいので好んで行っている．睫毛より 1.5 mm 尾側中央を約 1 cm 小切開し，眼輪筋を分け入って，瞼板と lower eyelid retractor の縫縮を解除する．前回手術操作がどの程度の範囲まで及んでいるかを十分に観察しながら周囲の癒着を外し，瞼縁側皮膚が容易に眼球に付いて三白眼が改善されたことを確認する．Lateral canthopexy は行っていない．術後 3 か月において，三白眼は十分に改善している(図 2-b)．

2．下眼瞼除皺術後の下眼瞼後退に対する植皮術

症例 2：40 代，女性

　下眼瞼除皺術後の下眼瞼後退が特に左に強い(図 3-a)．

　患者の希望により，左のみ植皮による修正となった．睫毛より 1.5 mm からのアプローチ，皮下と眼輪筋間の癒着を剝離する．瞼縁側の皮下は下眼瞼睫毛の毛根部を損傷しない程度になるべくぎりぎりまで剝離．尾側の癒着を確実に解除すれば，下眼瞼縁が眼球側に移動し，外反や下眼瞼後退が改善されることが多く，術中に患者に尋ねると，下方に引っ張られている感覚が改善していることを自覚するということもある(図 3-b)．

　癒着剝離で外反や下眼瞼後退が改善されたのを確認後，必要な植皮の大きさを決める．患者に開口させて創部をさらに開大させ，余裕を持った大きさの植皮を採取する．市田は，下眼瞼除皺術後兎眼に対する植皮術のコツとして，上下に開いた小範囲は実際には楔状に開いているために，移植皮膚に欠損部位を補うために眼輪筋などの組織をつけた遊離複合植皮がよいとしているが[7]，筆者は，植皮片に組織を付けずとも，植皮術後にその部位が陥凹をきたすことはなく，組織の付けない遊離全層植皮の方が生着がよく，結果的に段差もなく周囲皮膚と馴染みがよいため，経験上，全層植皮のみで行っている．

　この症例では，必要な植皮片は 3 mm×20 mm であった．採皮部は上眼瞼皮膚を原則とし，対側の上眼瞼から採皮した皮膚の上下を回転させて下眼瞼に利用する(すなわち右上眼瞼皮膚を左下眼瞼へ)と，皮膚不足部位のカーブの形状にうまくマッチして，トリミングもほぼ必要なしに無駄なく植皮に利用できる(図 3-c)．

　採皮の位置は，元よりの重瞼線に影響がないようにデザインし，頭側の剝離もわずかに加えるこ

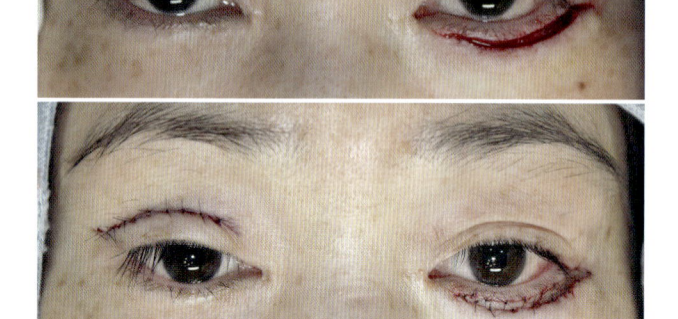
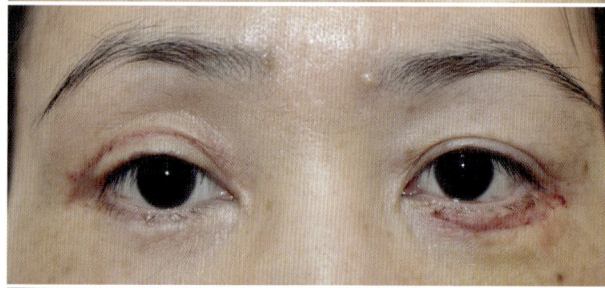
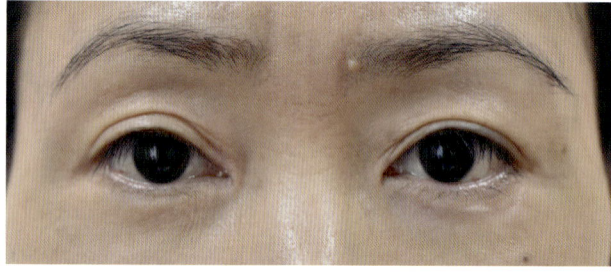

図 3.
症例 2：40 代，女性

  a：下眼瞼除皺術後の下眼瞼後退．左が強
    い．修正術前
  b：下眼瞼除皺術後の術中，癒着剝離解除
  c：下眼瞼除皺術後植皮の術直後，右上眼
    瞼から左下眼瞼への植皮
  d：下眼瞼除皺術後植皮の術後10日目，抜
    糸直後．皮膚は生着している．
  e：下眼瞼除皺術後植皮の術後1年．皮膚
    がきれいにマッチングしている．なお，
    採皮した右の重瞼幅は術前とほぼ変化が
    なく保たれている．

とで，術前の重瞼幅とほぼ変わらない形状を保て
る．ただし，採皮幅が 4 mm を超えてくると，重
瞼幅も広くなることがあることは術前に言及して
おいた方がよい．

　術後処置については，植皮片は通常 2〜4 mm×
10〜20 mm 程度と短く細いために tie over は作成
することも固定も実は困難であり，患者が無意識
に触ったり，就寝中に枕などの寝具に擦れたり

引っかかったりして取れると，かえって植皮片の
剝離，壊死のリスクが大きくなるために一切行わ
ず，カテリープ®（ニチバン，日本）を貼るだけにし
てきたが，結果的に十分な創部の安定が保たれて
いる．抜糸は 7 日〜10 日目に行う（図 3-d）．

　植皮後 1 年では，皮膚のマッチングの違和感，
段差や瘢痕も認められない（図 3-e）．

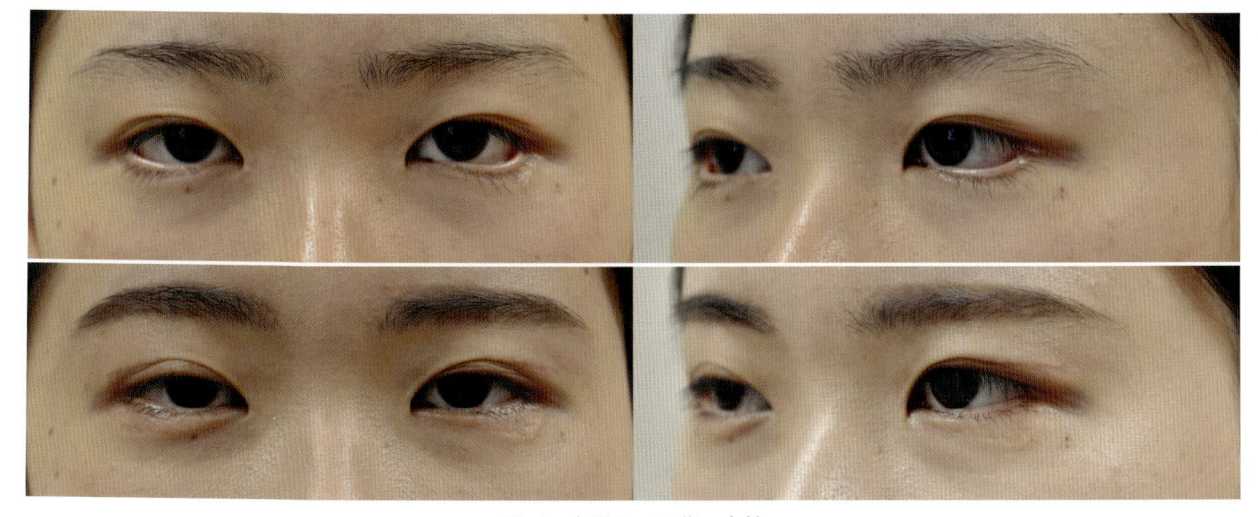

$\dfrac{a}{b}$

図 4. 症例 3：20 代，女性
　a：下眼瞼下制術後の外反．より左が強い．修正術前
　b：癒着解除と植皮により改善．植皮術後 3 か月

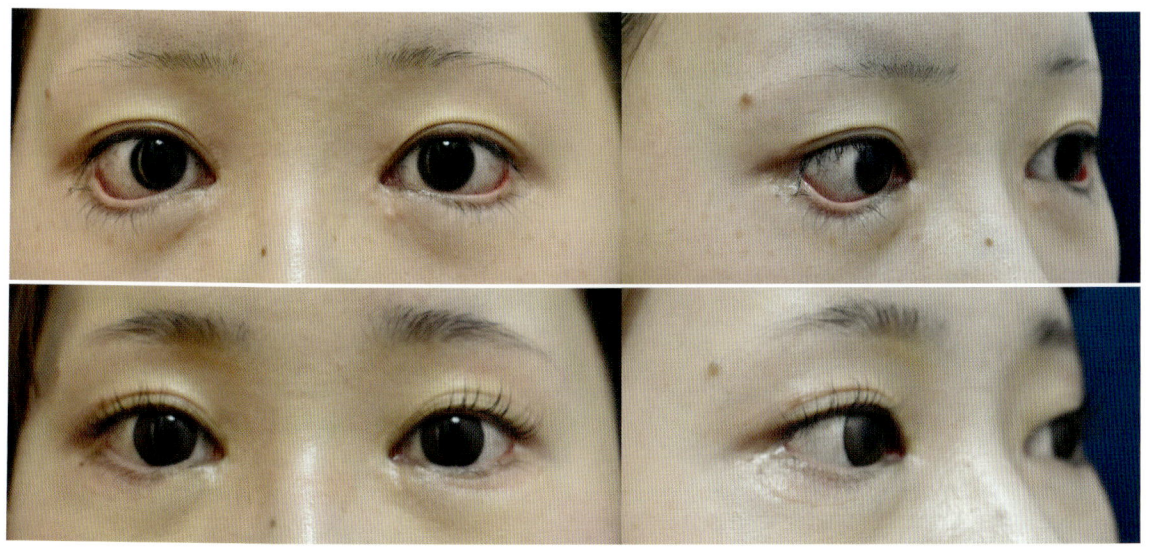

$\dfrac{a}{b}$

図 5. 症例 4：20 代，女性
　a：下眼瞼下制術後の重度の三白眼．修正術前
　b：耳介後部からの植皮術後 8 か月

3．下眼瞼下制術後の外反，三白眼に対する植皮術

症例 3：20 代，女性．下眼瞼下制術後外反

特に左は眼球乾燥，流涙の症状が強く，醜状による精神的苦痛により，社会生活もままならないと言う（図 4-a）．皮膚不足が明らかなため，瞼板と lower eyelid retractor の縫縮を解除すると同時に，両側上眼瞼からの皮膚移植（右 3×18 mm，左 3.5×18 mm）を行った．植皮後 3 か月ではわず

かに瘢痕が残る程度である（図 4-b）．

症例 4：20 代，女性．下眼瞼下制術後外反，三白眼

癒着解除と植皮の適応であるが，不足皮膚量が多く，上眼瞼からの採皮は困難と考え，耳介後部からの植皮（右 6×22 mm，左 4.5×20 mm）を行った．植皮後 8 か月でわずかな段差は残るが，色調のマッチングはほぼ良好である（図 5-a，b）．

まとめ

美容外科の下眼瞼手術において，最も避けなければならない術後合併症は外反であり，下眼瞼後退や不自然な三白眼も含め，患者にとって外観上耐えがたい醜貌を残してしまう．下眼瞼除皺術後に外反が起きやすい原因として，高齢者で術前より下眼瞼弛緩の傾向，術後の拘縮などがあるが[9]，原因の多くは皮膚の過剰切除である．

下眼瞼下制術では，垂れ目にするために，瞼裂を下げることにより余剰皮膚が生まれるので皮膚切除を行うのが基本である[1]が，皮膚切除，不足がなければ，軽度～中等度の三白眼修正には，前述のように，単純に癒着解除と補助的なcanthoplastyを追加することを試してみてもよい．ただし，皮膚切除を行っていれば，縫縮部分を剝離して解除しても，下制術の患者がそもそも若年者に多いこともあり，切除してしまった相当の皮膚不足が起きている．

下眼瞼外反の修正法として，古くより行われてきたKhunt-Szymnowski Smith変法[8]，lateral tarsal strip procedure[2][3]や硬口蓋粘膜移植とlateral canthopexyの併用[6]などがあるが，皮膚の絶対量不足には，やはり植皮が必要である．もっとも，単に皮膚を補うだけではなく，癒着剝離を十分に行うことが手術成功のポイントである．

瘢痕や色調の違いなどの理由で，下眼瞼外反修正に植皮術を行うのにためらわれる向きもあるが[10]，手術適応は皮膚移植が唯一の選択と判断すれば，積極的に行うべきである．わずか2～4 mm幅の皮膚を縫合する手技上の手間はあるものの，拡大ルーペを使用しながらの手術は決して困難ではない．生着率も高く，明らかな皮膚壊死は経験していない．整容的には改善が顕著で十分に満足できると思われる．

参考文献

1) Hirohi, T., Yoshimura, K.：Vertical enlargement of the palpebral aperture by static shortening of the anterior and posterior lamellae of the lower eyelid：a cosmetic option for Asian eyelids. Plast Reconstr Surg. 127(1)：396-406, 2011.
   Summary　東洋人の吊り目を優しい印象にするために考案された画期的な手術．
2) McCord, C. D., et al.：Lateral canthal anchoring. Plast Reconstr Surg. 112：222-237, 2003.
3) Anderson, R. L., Gordy, D. D.：The tarsal strip procedure. Arch Opthalmol. 97：2192-2196, 1979.
   Summary　下眼瞼外反に対するtarsal strip procedureの最初の報告．
4) 柿﨑裕彦：眼形成外科―虎の巻. 71-79，メディカル葵出版，2009.
   Summary　退行性，麻痺性などの下眼瞼外反手術を眼科医の立場から詳細に解説．
5) 石原信浩：下眼瞼形成術後合併症に対する植皮による修正術. 日美外会誌. 52(1 & 2)：3-6, 2016.
6) 高野敏郎ほか：硬口蓋粘膜移植と外眼角固定を用いた下眼瞼下制術後の修正治療. 形成外科. 63(12)：1555-1562，2020.
7) 市田正成：下眼瞼除皺術後の兎眼の回復手術. スキル美容外科手術アトラスⅠ眼瞼. 162-166，文光堂，2006.
   Summary　筆者も大いに参考にした下眼瞼除皺術後の兎眼に対する植皮術の解説．
8) Smith, B. C., Cherubini, T. S.：Modification of the Kuhnt-Szymanowski ectropion repair. Oculoplastic surgery：A compendium of Principles and Techniques. Smith, B. C., ed. Mosby Year Book, St. Louis, MO, 1970.
9) Ree, T. D.：Blepharoplasty. Aesthetic Plastic Surgery(2nd ed)Vol. 2, Ree, T. D., et al., ed. pp540-594. WB Co, Philadelphia, 1994.
10) 土井秀明：下眼瞼除皺術のコツと注意点. 形成外科. 55(5)：481-487，2012.

PEPARS No.213：91-96, 2024

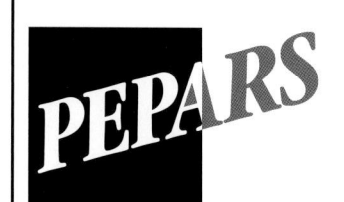

◆特集／下眼瞼の美容外科

下眼瞼における
フィラー注入後遺症としての
しこり摘出手術の実際

野本　俊一*

Key Words：フィラー注入後遺症(filler injection sequelae)，皮下硬結(subcutaneous induration)，脂肪注入(fat injection)，成長因子注射(growth factor injection)，異物肉芽腫(foreign body granuloma)

Abstract　　フィラー注入後にできた下眼瞼の皮下硬結は多くの患者にとって外見上の悩みとなるため，摘出手術を希望されることも少なくない．原因物質としては成長因子製剤や脂肪注入によるものが代表的である．フィラー注入という手技の特性上，しこりは皮下浅層から骨膜上まで広く点在している．術前画像診断は現状で信頼に値するものではなく，実際に開けて術野を展開してみないと所在がわからないことも多い．基本的には全例で睫毛下切開から開始して，目立つ部位には傷が残らないように努力する．膜構造や靭帯，脂肪区画，スペースを意識して神経血管，健常組織は極力温存する．フィラー注入後のしこり除去と言っても特別な技術を要するわけではなく，手技としては一般的な腫瘍切除と大きく変わるものではない．時間をかけて丁寧に根気よく除去していくことが重要である．

はじめに

　フィラー注入後にできた下眼瞼の皮下硬結(以下，しこりと呼ぶ)は，多くの患者にとって外見上の悩みや違和感の原因となる．特に笑顔になった時に表情筋によるしこりの盛り上がりで膨らみが強調されたり，照明条件や写真の写り方で気になって来院されることがある．

　しこりを形成する原因は様々で，脂肪細胞など注入物そのもののボリュームであったり，異物反応による強固な被膜形成，肉芽腫形成，成長因子製剤による自己組織増生などが代表的である．注入材料として，以前は AQUAMID® などの非吸収性 permanent filler[1)2)] による肉芽腫が多い印象があったが，施術を行う施設は減少傾向で，近年は成長因子製剤や脂肪注入によるしこりを訴える患者が圧倒的に多い．

　本稿では文字数制限の関係で注入物の種類や再建方法などについては割愛し，筆者がしこり摘出手術に携わってからの 15 年の臨床経験に基づいた，摘出手術の実際を紹介する．単純にしこりが取れればよし，ではなく，できるだけ傷や凹みを残さずに審美面を重視して患者満足度を高めることが重要である．本論文が，下眼瞼のしこり摘出手術に関わるすべての美容外科医師にとって有益な情報源となれれば幸いである．

基本的な治療戦略

　自由に注入されたフィラー素材は，注入時とは位置も形態も異なることが多く，あちこちに散らばり点在している(図1)．MRIや超音波診断などの画像検査を併用することもあるが，残念ながら詳細な術前診断を得られるほどの精度はまだない．画像診断と視診・触診でおおまかな当たりを

＊ Shunichi NOMOTO，〒104-0061　東京都中央区銀座 8-9-17 KDX 銀座 8 丁目ビル 12F　BR CLINIC GINZA，院長

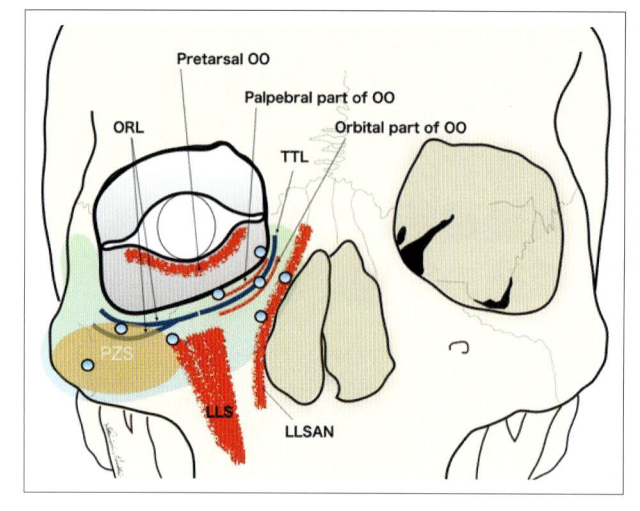

図 1.
注入された異物（水色丸）は様々な部位に散らばっている.
OO：Orbital Oculi
ORL：Orbital Retaining Ligament
TTL：Tear Trough Ligament
LLS：Levator Labii Superioris
LLSAN：Levator Labii Superioris alae-que nasi

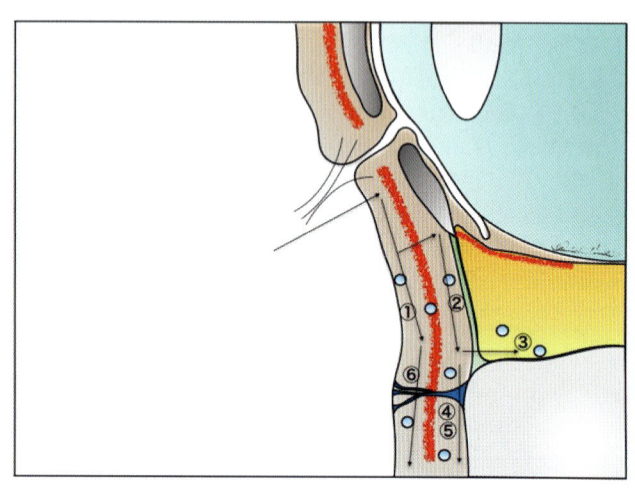

図 2.
睫毛下切開を基本として順次展開していく. 可能な限り健常組織を損傷しない.

つけて，できる限り健常組織を犠牲にしないアプローチで順次摘出していく（図 2）のが現実的である. 基本的には全例で睫毛下切開から開始して，目立つ部位には傷が残らないように努力する. 膜構造や靭帯，脂肪区画，スペースを意識して神経血管は極力温存する. 注入物は複数の層を貫いていることも珍しくはない. 術中はこまめに指先の感覚で確認して，まず実際のしこりの一部を同定する. "取っ掛かり"が見つかったら，しこりの輪郭を丁寧に剝離していく. 特別な秘訣などはないので時間をかけて丁寧に根気よく進んでいくしかない.

術後リスクとしての外反症状など

　術後拘縮による外反・三白眼は，程度の差はあれど"必発"であり，術前リスク説明で必ず話しておく. 発症時期に関しては，手術直後は症状がな

く，抜糸後しばらく経過してから出現して数か月で自然軽快していくことが多い（もし手術直後から外反している場合は皮膚の取り過ぎや内部処理などに根本的な問題がある）. 閉眼障害に対してはテーピングなどを指示する. しこりの量，下眼瞼手術歴，再手術の回数，年齢（50 代以降）などで発生リスクが急激に増大する. 20〜30 代ではあまり問題になることはない. 70 代女性の注入脂肪摘出術で回復までに 7 か月を要した例を経験したことがあるが，経過観察のみで問題なく改善した. 自己判断で他院処置を受け通院しなくなった例を除き，自験例においては術後外反に対して修正手術を行ったことはない.

　その他，すべてのしこりは取り切れない可能性や，しこり除去後の陥凹変形の可能性，通常の美容手術と異なりダウンタイムが長引くことなどについてもしっかり説明して同意書には明記しておく.

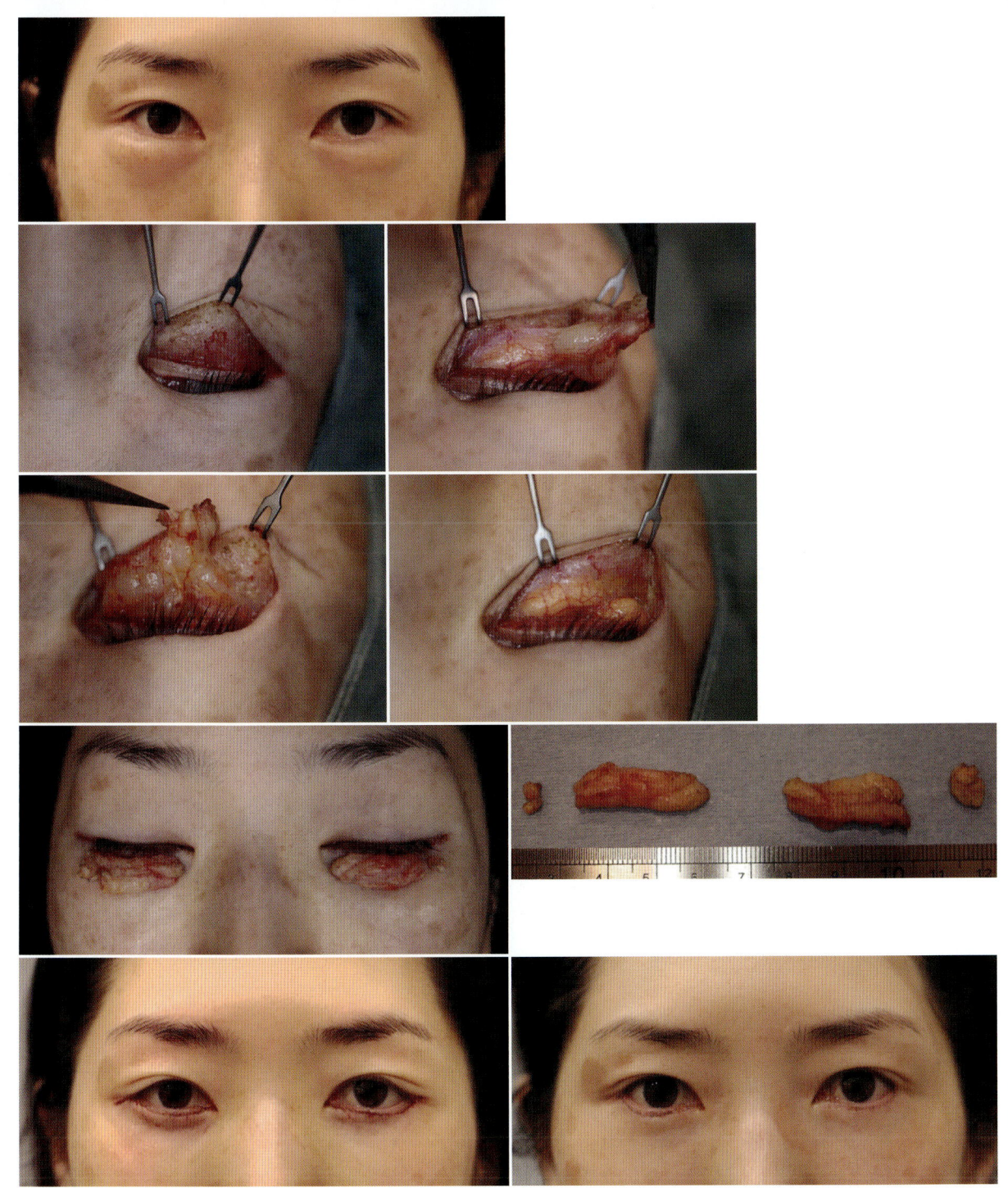

図 3. 症例 1：38 歳，女性

<table>
<tr><td>a</td><td colspan="2"></td></tr>
<tr><td>b</td><td colspan="2">c</td></tr>
<tr><td>d</td><td colspan="2">e</td></tr>
<tr><td>f</td><td colspan="2">g</td></tr>
<tr><td>h</td><td colspan="2">i</td></tr>
</table>

a：18 年前に涙袋に AQUAMID® を注入して以来，大きな硬結を触れる．

b〜e：睫毛下切開より展開して，皮下より順次展開していく．涙袋の注入物は比較的浅
　　層に存在する．眼輪筋や瞼板の損傷がないように丁寧に肉芽腫周囲の剝離を進める．

f，g：注入物の除去が完了したところ．注入素材は被膜によりカプセル化していた．ポリ
　　アクリルアミド(PAM)製剤である AQUAMID® は，肉芽腫化するよりもジェルがそのま
　　ま残存している場合が多い印象がある．

h：手術直後．左眼瞼外側は一部皮膚に浸潤していたため，2 mm 幅程度除去を行った．

i：術後 6 か月．まだ不自然さは残るが，しこりのボリュームは取れて満足している．

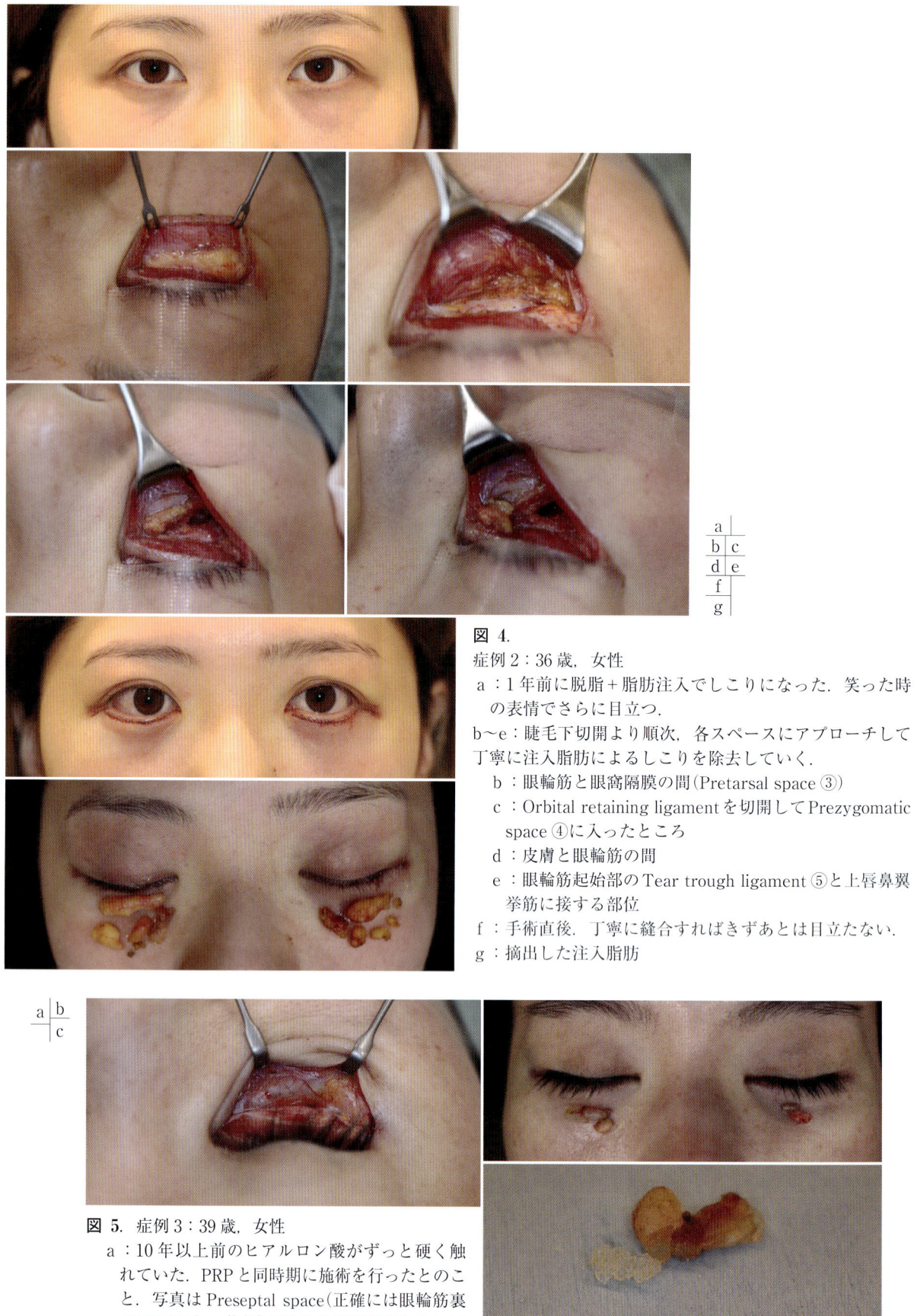

図 4.

症例2：36歳，女性

a：1年前に脱脂＋脂肪注入でしこりになった．笑った時の表情でさらに目立つ．

b〜e：睫毛下切開より順次，各スペースにアプローチして丁寧に注入脂肪によるしこりを除去していく．

　　b：眼輪筋と眼窩隔膜の間（Pretarsal space ③）

　　c：Orbital retaining ligament を切開してPrezygomatic space ④に入ったところ

　　d：皮膚と眼輪筋の間

　　e：眼輪筋起始部のTear trough ligament ⑤と上唇鼻翼挙筋に接する部位

f：手術直後．丁寧に縫合すればきずあとは目立たない．

g：摘出した注入脂肪

図 5. 症例3：39歳，女性

a：10年以上前のヒアルロン酸がずっと硬く触れていた．PRPと同時期に施術を行ったとのこと．写真はPreseptal space（正確には眼輪筋裏のSOOFと一体化）で見える被膜形成したヒアルロン酸のしこり

b，c：手術直後．摘出物はかなり厚めの被膜形成を呈していた．PRPの影響と推測する．

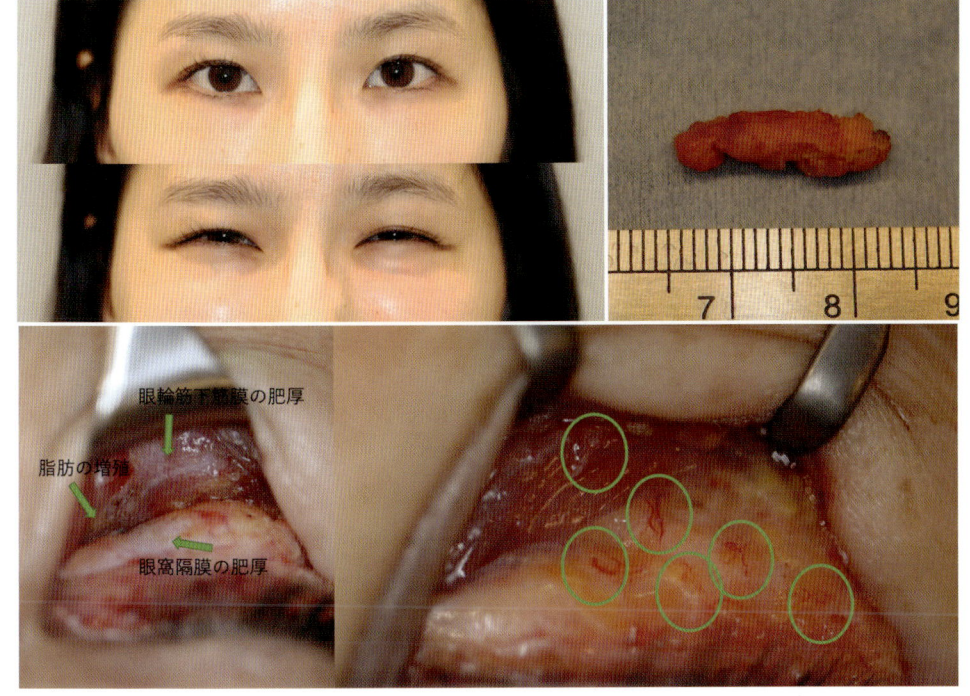

図 6. 症例 4 : 27 歳, 女性

a：1年前に成長因子添加 PRP 注入を行った．左目下，笑った時の筋状のしこりが浮き出るのが気になる．

b：成長因子製剤によって増大した自家脂肪組織．完全に摘出した．

c：成長因子製剤注入後の術野は線維増生により全体が白くモヤモヤしていることが多い．また脂肪組織の増大だけでなく膜の肥厚や毛細血管新生を認める．

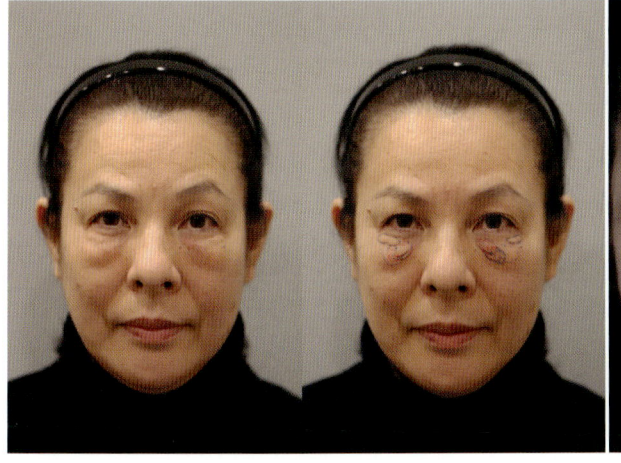
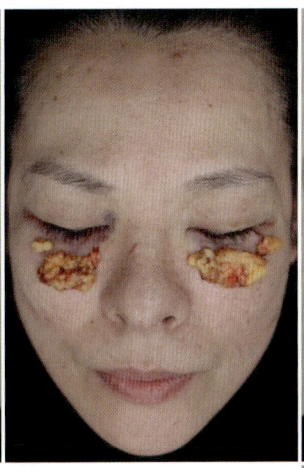
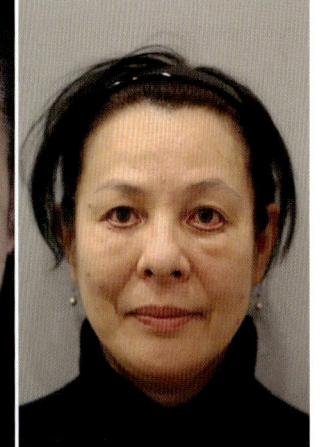
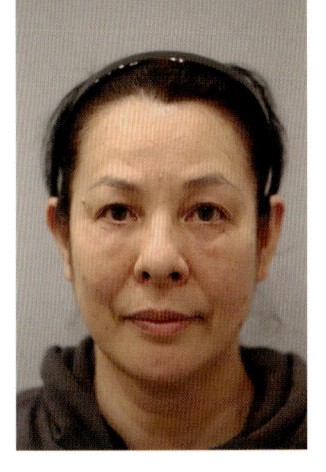

図 7.

症例 5 : 51 歳, 女性

a：15年前に脂肪注入のみを行った(脱脂歴なし)．皮下浅層に巨大なしこりの輪郭が浮き出ている．

b：手術直後．皮下から骨膜まで満遍なく，大量に脂肪が注入されていた．

c：術後1か月検診での状態．やや強い外反症状を起こしているがこの程度は想定内である．

d：術後3か月．自然経過観察のみで外反症状は軽快している．この後は半年〜1年程度の時間をかけて残りの浮腫が引き涙袋が強調され，さらにきれいに落ち着いてくる見通しである．

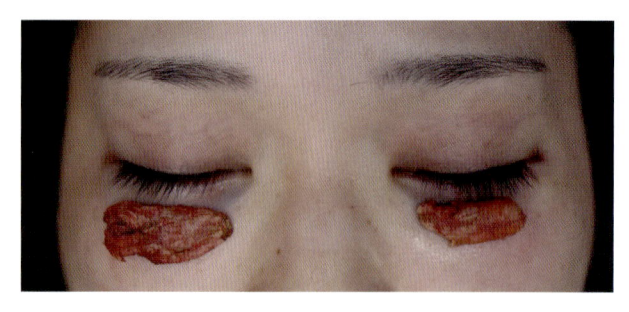

図 8.
症例 6 : 29 歳，女性
ELLANSE® による巨大肉芽腫を切除した．ポリカプロラクトン(PCL)による注入剤で"コラーゲンブースター"として働くため，比較的成長因子に近い性質の製剤である．筆者の臨床経験上，ELLANSE® を皮下浅層に注入されてシコリになったケースでは浸潤性の高い肉芽腫を形成していることが多く，摘出難易度が高い印象がある．

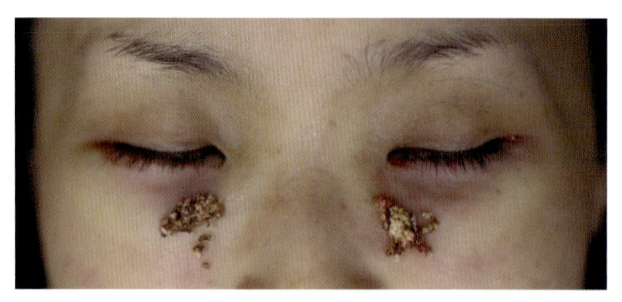

図 9.
症例 7 : 47 歳，女性
REDIESSE® によるしこりを除去した．カルシウムハイドロキシアパタイト(CHA)製剤であるため，細かい石灰化病変が集積した形となっている．筋層内に細かく点在したり，大きな塊であっても鑷子でつまむと簡単に崩れていくため，これも摘出難易度が高い製剤の 1 つである．

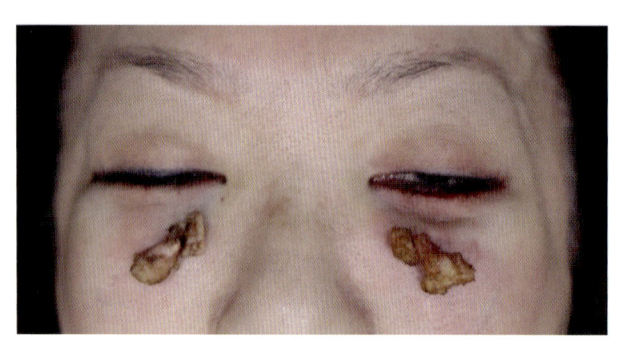

図 10.
症例 8 : 58 歳，女性
海外在住の方．15 年前に artefill® を注入して 8 年前のある日から突然，石のように硬くなっていったとのこと．ポリメチルメタアクリレート(PMMA)製剤による非吸収性フィラーであり，高度な肉芽腫を呈していた．術後の外反症状は強く，4～5 か月程度も赤い瞼結膜が大きく露出していたが，術後半年検診では完全に軽快していた．

おわりに

　フィラー注入後のしこり除去と言っても特別な技術を要するわけではなく，手技としては一般的な腫瘍切除と大きく変わるものではない．繰り返しになるが，時間をかけて丁寧に根気よく切除していくしかない．対象は健常者であり，あくまでも綺麗になることが目的であるから，皮膚に穴を開けたり大きく凹みが残るような結果が術中に予想される時は深追いしないことも時に重要である．

参考文献

1) 野本俊一，小川　令：【美容医療の安全管理とトラブルシューティング】I．各種治療の安全管理とトラブルシューティング．非吸収性フィラー注入後遺症の診断と治療．PEPARS. 147：113-118, 2019.
2) 野本俊一，百束比古：【美容外科・抗加齢医療：基本から最先端まで】顔面美容の合併症・後遺症と処置：特に非吸収性 filler 注入の後遺症について．PEPARS. 99：147-153, 2015.
3) Bagci, B.：A new technique for the correction of tear trough deformity via filler injections. Plast Reconstr Surg Glob Open. 6(8)：e1901, 2018.
4) Duan, J., et al.：Clarifying the anatomy of the zygomatic cutaneous ligament：its application in midface rejuvenation. Plast Reconstr Surg. 149：198e-208e, 2022.
5) Wong, C. H., et al.：The tear trough ligament：anatomical basis for the tear trough deformity. Plast Reconstr Surg. 129：1392-1402, 2012.

PEPARS

各号定価：3,300 円（本体 3,000 円＋税）.
増大号の価格は以下の通りです.
No. 159, 171, 183, 207：定価 5,720 円（本体 5,200 円＋税）
No. 195：定価 6,600 円（本体 6,000 円＋税）
No. 200：定価 5,500 円（本体 5,000 円＋税）
No. 209：定価 4,400 円（本体 4,000 円＋税）
在庫僅少品もございます. 品切の場合はご容赦ください.
（2024 年 8 月現在）

掲載されていないバックナンバーにつきましては，弊社ホームページ（www.zenniti.com）をご覧下さい.

2025 年　年間購読　受付中！
年間購読料　42,020 円（消費税込）（送料弊社負担）
（通常号 11 冊＋増大号 1 冊：合計 12 冊）

click

全日本病院出版会	検 索

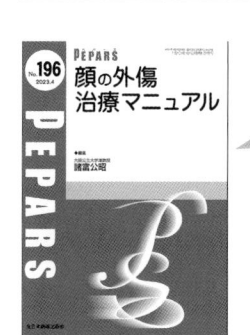

No. 196 2023.4
PEPARS
顔の外傷
治療マニュアル
編集／諸富公昭

表紙を
リニューアルしました！

次号予告 ═══════════

顔面神経麻痺 診断と治療
―初期対応から後遺症治療まで―

No.214（2024 年 10 月号）

編集／横浜市立大学 教授　　　林　　礼人

顔面神経終末枝の解剖…………吉岡　伸高ほか
顔面表情筋の解剖………………大島　勇人ほか
顔面神経麻痺の原因と診断
　（Bell 麻痺，Ramsay Hunt 症候群，先天性麻痺）
　…………………………………萩森　伸一
顔面神経麻痺の原因と診断
　（腫瘍，外傷，脳血管障害）……松島　　健ほか
顔面神経麻痺の初期治療…………田中　武道ほか
顔面神経麻痺の後遺症と
　リハビリテーション治療………森嶋　直人
顔面神経麻痺の静的再建…………松田　　健
顔面神経麻痺の動的再建（神経移植・神経移行）
　…………………………………上原　　幸ほか
顔面神経麻痺の動的再建術（筋肉移植・筋肉移行）
　…………………………………川端　智貴ほか
顔面神経麻痺後遺症（病的共同運動・顔面拘縮）に
　対する選択的顔面神経切断術（selective mid-
　facial neurectomy）……………佐久間　恒

No.213　編集企画：
野本俊一　BR CLINIC GINZA 院長

PEPARS　No.213

2024 年 9 月 15 日発行（毎月 1 回 15 日発行）
定価は表紙に表示してあります.
Printed in Japan

発行者　　末 定 広 光
発行所　　株式会社 **全日本病院出版会**
〒 113-0033 東京都文京区本郷 3 丁目 16 番 4 号
　　　　　電話（03）5689-5989　Fax（03）5689-8030
　　　　　郵便振替口座 00160-9-58753

印刷・製本　三報社印刷株式会社　　　電話（03）3637-0005
広告取扱店　**株式会社文京メディカル**　電話（03）3817-8036

Ⓒ ZEN・NIHONBYOIN・SHUPPANKAI, 2024